Aktivsein in Senioren- und Pflegeheimen

Europäische Hochschulschriften

Publications Universitaires Européennes
European University Studies

Reihe VI
Psychologie

Série VI Series VI
Psychologie
Psychology

Bd./Vol. 742

PETER LANG
Frankfurt am Main · Berlin · Bern · Bruxelles · New York · Oxford · Wien

Michaela Miklautz

Aktivsein in Senioren- und Pflegeheimen

Eine deskriptive Studie

PETER LANG
Europäischer Verlag der Wissenschaften

Bibliografische Information Der Deutschen Bibliothek
Die Deutsche Bibliothek verzeichnet diese Publikation in der Deutschen Nationalbibliografie; detaillierte bibliografische Daten sind im Internet über <http://dnb.ddb.de> abrufbar.

ISSN 0531-7347
ISBN 3-631-54099-X

www.peterlang.de

Für Fabian und Christian

Danksagung

Die Veröffentlichung eines Forschungsberichtes, eines Buches, eines Artikels, einer wissenschaftlichen Schrift ganz allgemein schafft man nie im Alleingang. In den meisten Fällen sind es mehrere Personen, die daran beteiligt sind. Auch an der Entstehung der Studie *„Aktivsein in Senioren- und Pflegeheimen“* haben zahlreiche Menschen mitgewirkt, denen ich an dieser Stelle danken möchte. Herzlich bedanken möchte ich mich bei meinem Doktorvater an der Alpen-Adria Universität Klagenfurt, Herrn o.Univ.-Prof. Dr. Philipp Mayring für seine wertvolle Unterstützung auf methodischer und inhaltlicher Ebene. Ein besonderes Dankeschön darf ich meinem Zweitgutachter, Herrn ao.Univ.-Prof. Dr. Herbert Janig aussprechen. Herr Professor Janig hat in seiner Funktion als Leiter des Studiengangs „Gesundheits- und Pflegemanagement“ an der Fachhochschule Technikum Kärnten, Standort Feldkirchen, in einer Forschungskooperation mit dem Institut für Psychologie an der Alpen-Adria Universität Klagenfurt einen Teil der Finanzierung dieser Studie übernommen und wesentlich dazu beigetragen, dass qualitative Sozialforschung auch in größerem Ausmaß betrieben werden kann. Besonderer Dank gebührt der Projektleiterin und langjährigen Wegbegleiterin, Univ.-Ass. Mag. Dr. Brigitte Jenull-Schiefer für ihre fachliche und menschliche Unterstützung und für das in mich gesetzte Vertrauen. Für eine kritische Auseinandersetzung mit diesem Thema und die Ermunterung zur Publikation bedanke ich mich bei Frau ao.Univ.-Prof. Dr. Linda Pelzmann. Ebenfalls bedanken möchte ich mich beim Forschungsrat der Alpen-Adria Universität Klagenfurt, der mit der Gewährung eines Forschungsstipendiums zur Fertigstellung der Studie beigetragen hat. Für ihre Bemühungen um Interpunktion und Orthographie sei meinem Lektorenteam, Herrn DI Jürgen Schatzko und Frau Mag. Barbara Widhalm ganz lieb gedankt.

Mein aufrichtiger Dank gilt den BewohnerInnen der fünf Kärntner Senioren- und Pflegeheime. Ihr Verdienst war es, mir einen lebendigen Eindruck ihrer Erlebens- und Erfahrungswelt zu vermitteln, der eine erfolgreiche Durchführung der Studie erst ermöglichte. Für die gute Zusammenarbeit und die freundliche Aufnahme in den Heimen möchte ich mich bei den Pflege- und Betreuungspersonen sowie den Heim- und Pflegedienstleitungen und den HeimbetreiberInnen bedanken.

Meiner Familie, meinem Lebensgefährten Christian und meinem Sohn Fabian sei an dieser Stelle ganz besonders herzlich für ihre Geduld, ihre Nachsicht und ihre Motivation gedankt.

Vorwort 1

Schon seit einigen Jahrzehnten wird in den Medien das „Altenproblem" thematisiert: ein demographischer Wandel in Richtung einer dramatischen Zunahme des Prozentsatzes alter Menschen; ein Pflegenotstand vor allem in Bezug auf Hochbetagte; Schwierigkeiten bei der Finanzierbarkeit der Renten, und einiges Weitere ließe sich hier noch nennen. Dies sollte eigentlich verstärkte Forschungsbemühungen auf dem Gebiet nach sich ziehen; trotz einiger positiver Ansätze „boomt" die gerontologische Forschung jedoch nicht in dem Maße. Umso wichtiger sind die wenigen empirischen Studien zu nehmen, die sich mit Problemen älterer Menschen auseinandersetzen.

Ein zentrales Problem in der praktischen Arbeit mit älteren Menschen ist dabei, dass sie, gerade unter der Bedingung beschränkter Ressourcen, eher in eine passive Rolle des versorgt Werdens gedrängt werden. Sie sind EmpfängerInnen von Hilfsmaßnahmen im sozialen, gesundheitlichen oder pflegerischen Bereich. Gerade in Senioren- und Pflegeheimen stehen meist die Heimroutine und vorgegebene Aktivitäten und Betätigungsmöglichkeiten im Vordergrund. Die vorliegende Arbeit dreht hier den Spieß um und fragt ältere Menschen, was sie selbst gerne tun würden, wo sie von sich aus aktiv werden möchten. Der Ansatz der Arbeit ordnet sich damit dem Programm „Geri-Aktiv", der Leitlinie der psychogerontologischen Arbeitsgruppe (Leitung Dr. Brigitte Jenull-Schiefer) am Institut für Psychologie der Universität Klagenfurt zu.

Der vorliegende Band bietet wertvolles Material zu Aktivitäten älterer Menschen, basierend auf einer Totalerhebung in fünf Kärntner Senioren- und Pflegeheimen. Die Methodik ist trotz der großen Stichprobe als intensiv, qualitativ orientiert zu bezeichnen und damit sehr nahe an die Lebenswelt und Gedankenwelt der befragten Personen herangekommen. Zum Einsatz kamen halb strukturierte Interviews, Fokusgruppen und offene Fragebögen sowie eine sorgfältige qualitativ-inhaltsanalytische Auswertung.

So bleibt für die Zukunft, solche Ergebnisse für die Planung und Verwaltung von Senioren- und Pflegeheimen, für Sozialarbeit und Bildungsprogramme mit älteren Menschen umzusetzen und endlich an deren Bedürfnissen und Vorstellungen anzuschließen. Die Arbeit könnte einen wertvollen Beitrag dafür liefern.

Philipp Mayring

Klagenfurt im Jänner 2006

Vorwort 2

Die zunehmende Zahl älterer Menschen, die nicht mehr im Erwerbsleben stehen, hat vielfältige Konsequenzen für alle Lebensbereiche. Immer deutlicher wird die Tatsache, dass die Entwicklung älterer und alter Menschen heterogen verläuft, sie sich in ihren Bedürfnissen und in ihrer Lebensgestaltung unterscheiden, die Wünsche und Ziele nicht einheitlich sind, kurz: die Antwort auf das „Alt-Sein" nicht vielfältig und spezifisch genug sein kann.

Michaela Miklautz befasst sich in der nun vorliegenden Studie mit einem bislang noch wenig beachteten Thema, den Aktivitäten und der Aktivierung von älteren Menschen in Pflege- und Seniorenheimen. Dabei geht sie sehr praxisnah mit fokussierten Interviews, Fokusgruppen und Fragebogen an die BewohnerInnen heran und erhält so wichtige Grundlageninformationen über Aktivitäten und Aktivierungsmöglichkeiten von BewohnerInnen.

Die Ergebnisse zeigen unter anderem, dass bei vielen BewohnerInnen der Wunsch nach Aktiv-Sein quasi verschüttet ist und wenig Möglichkeiten des eigenen Engagements im Sinne lebenslang ausgeübter Betätigungen gegeben sind. Auch zeigt sich andererseits, dass bei entsprechendem Einsatz viel an bedarfs- und bedürfnisgerechter Aktivierung möglich ist. Der hohe Originalitätsgrad der Arbeit bietet eine gesicherte Basis für weitere wissenschaftliche Arbeiten und breite Ansätze für die praktische Arbeit in Pflege- und Seniorenheimen. Eine Erhöhung des Aktivierungsniveaus der BewohnerInnen von Pflege- und Seniorenheimen hat weit reichende positive Folgen für den Heimalltag und Auswirkungen auf ökonomische, pflegerische und medizinische Aspekte des Wohnens im Heim.

Herbert Janig

Klagenfurt im Jänner 2006

Vorwort 3

Die Vergreisung unserer Gesellschaft, die mit erhöhter Hilfe- und Pflegebedürftigkeit einhergeht, führt zu einer zunehmenden Institutionalisierung alter Menschen. Pflegeheime übernehmen die Aufgabe der Versorgung und werden aufgrund mangelnder finanzieller und personeller Ressourcen der Aufgabe, würdiges und aktives Altern zu ermöglichen, nicht immer gerecht. Die vorliegende Arbeit richtet den Blick auf die Lebenssituation alter und hochaltriger Menschen im institutionellen Umfeld und zeigt in beeindruckender Weise, dass über einen geeigneten Forschungszugang auch gesundheitlich stark beeinträchtigte Menschen über ihre eigene Person und Lebenssituation Auskunft geben können. Vor dem Hintergrund aktivitätsorientierter Alternstheorien, für die Aktivität in engem Zusammenhang mit Wohlbefinden und einer guten Adaptation an den Alterungsprozess steht, bietet das umfassend erhobene Datenmaterial zu Aktivitäten, Gewohnheiten und Interessen institutionalisierter alter Menschen die Grundlage, um generelle Aussagen ableiten und Aktionspotenziale für einen veränderten Heimalltag erkennen zu können. Ziel kann sein, auch im Rahmen der täglichen Kommunikation auf die individuellen Vorlieben der Bewohnerinnen und Bewohner einzugehen und eine dementsprechende Motivation und Anregung für selbstbestimmtes Handeln im Alltag zu schaffen.

Damit eine Lebensqualitätsverbesserung über bedürfnisorientierte Aktivierung alter Menschen gelingen kann, muss parallel dazu das Arbeitsumfeld der Pflegepersonen mitberücksichtigt werden, das bislang die Hauptlast der Pflege und Betreuung in den Einrichtungen zu tragen hat. Nur in einer ganzheitlichen Betrachtensweise lassen sich positive Veränderungen über die Stärkung individueller Ressourcen sowohl auf Seite der Heimbewohnerinnen und Heimbewohner als auch auf der des Pflegepersonals erreichen. Verantwortung für eine ethisch hoch stehende Altenpflege zu garantieren, erfordert aber auch die Bereitstellung finanzieller Ressourcen, konkrete organisatorische Umsetzung und eine Aktualisierung der Berufsfeldes Altenpflege im Rahmen der Ausbildung und innerhalb unserer Gesellschaft.

Brigitte Jenull-Schiefer

Klagenfurt im Jänner 2006

Inhaltsverzeichnis

1. Einleitung 21

2. Theoretische Fundierung der Studie „Aktivsein in Senioren- und Pflegeheimen“ 24

2.1 Demografische Entwicklung 24
2.1.1 Alternde Gesellschaften 24
2.1.2 Demografische Alterung in Österreich 25
2.1.3 Demografische Alterung in Kärnten 28
2.1.4 Besonderheiten der demografischen Alterung 30

2.2 Alter und Krankheit 32
2.2.1 Herz-Kreislauf-Erkrankungen 35
2.2.2 Erkrankungen des Bewegungs- und Stützapparates 36
2.2.3 Störungen des Uro-Genital-Bereichs 36
2.2.4 Schlaganfälle 37
2.2.5 Demenzen 38
2.2.6 Depressionen 41

2.3 Pflegebedürftigkeit 44
2.3.1 Unterstützungssysteme für Pflegebedürftige 47
2.3.1.1 Informelles Unterstützungssystem 47
2.3.1.2 Formelles Unterstützungssystem 48
2.3.1.3 Institutionelles Unterstützungssystem 49
2.3.1.4 Pflege- und Betreuungspersonal 53

2.4 Institutionalisierung 56
2.4.1 Institutionalisierungseffekte 58
2.4.1.1 Erlernte Hilflosigkeit 60
2.4.1.2 Gelernte Abhängigkeit 62
2.4.1.3 Verwirrtheitszustände und depressive Symptomatiken 63

2.5 Aktivitäten im Alter 64
2.5.1 Aktivitäten bei Hilfe- und Pflegebedürftigkeit in Institutionen 65

2.6 Psychologische Alternstheorien 68
2.6.1 Aktivitätstheorien 69
2.6.2 Disengagement Theorie 72
2.6.3 Kognitive Alternstheorie 74

2.6.4 Umweltanforderungs-Kompetenz-Modell 75
2.6.5 Kompetenzmodell des Alterns 77
2.6.6 Selektion-Optimierungs-Kompetenz-Modell (SOK) 78

2.7 Aktueller Stand der Forschung 80

2.8 Desiderata 84

3. Empirische Studie „Aktivsein in Senioren- und Pflegeheimen“ 86

3.1 Explikation der Fragestellungen 86

3.2 Studiendesign 87

3.3 Stichprobe 87
3.3.1 Senioren- und Pflegeheime 88
3.3.2 Geschlecht 89
3.3.3 Alter 89
3.3.4 Aufenthaltsdauer 90
3.3.5 Schulbildung 90
3.3.6 Beruf 91
3.3.7 Familienstand 92
3.3.8 Erkrankungen 93
3.3.9 Diagnoseanzahl 94
3.3.10 Medikamentenanzahl 94
3.3.11 Beeinträchtigungen 95
3.3.12 Pflegestufe 97

3.4 Methodik der Studie 98
3.4.1 Erhebungsverfahren 98
3.4.1.1 Konzeption des Interviewleitfadens 99
3.4.1.2 Problemzentriertes (fokussiertes) Interview 101
3.4.1.3 Gruppendiskussion (Fokusgruppe) 102
3.4.1.4 Offener Fragebogen 103
3.4.2 Pilotstudie 103
3.4.3 Aufbereitungsverfahren 104
3.4.4 Auswertungsverfahren 104
3.4.5 Praktikabilität und Diskussion der Erhebungsverfahren 105

3.5 Ergebnisse 109
3.5.1 Gesamtergebnisse „Aktuelle Aktivitäten“ 109
3.5.2 Detailergebnisse „Aktuelle Aktivitäten“ 115
3.5.2.1 Aktuelle Haushalts- und arbeitsähnliche Aktivitäten 115
3.5.2.2 Aktuelle soziale/gesellschaftliche Aktivitäten 121
3.5.2.3 Aktuelle kulturelle/geistige Aktivitäten 133
3.5.2.4 Aktuelle sportliche Aktivitäten 139
3.5.2.5 Aktuelle gesundheitliche Aktivitäten 142
3.5.2.6 Aktuelle politische Aktivitäten 144
3.5.2.7 Aktuelle religiöse Aktivitäten 145
3.5.2.8 Aktuelle kreative/handwerkliche Aktivitäten 146
3.5.3 Resümee 148
3.5.4 Gesamtergebnisse „Verändertes Aktivitätsniveau“ 149
3.5.5 Gesamtergebnisse „Wünsche an das Heimleben“ 150
3.5.6 Detailergebnisse „Wünsche an das Heimleben“ 151
3.5.7 Resümee 152
3.5.8 Gesamtergebnisse „Lieblingsbeschäftigung“ 152
3.5.9 Detailergebnisse „Lieblingsbeschäftigung“ 156
3.5.9.1 Haushalts- und arbeitsähnliche Lieblingsbeschäftigungen 156
3.5.9.2 Soziale/gesellschaftliche Lieblingsbeschäftigungen 157
3.5.9.3 Kulturelle/geistige Lieblingsbeschäftigungen 159
3.5.9.4 Sportliche Lieblingsbeschäftigungen 161
3.5.9.5 Politische Lieblingsbeschäftigungen 163
3.5.9.6 Kreative/handwerkliche Lieblingsbeschäftigungen 163
3.5.10 Resümee 164
3.5.11 Gesamtergebnisse „Heimerlebnis“ 165
3.5.12 Detailergebnisse „Heimerlebnis“ 166
3.5.13 Resümee 168

4. Diskussion 169

5. Ausblick 173

6. Literatur 175

Abbildungs- und Tabellenverzeichnis

Abb. 1:	Altersaufbau der österreichischen Bevölkerung	28
Abb. 2:	Bevölkerungsentwicklung	29
Abb. 3:	Aktivitätenspektrum Seniorenheim	112
Abb. 4:	Aktivitätenspektrum Pflegeheim	112
Abb. 5:	Wünsche an das Heimleben	150
Abb. 6:	Hobbyspektrum Seniorenheimbewohner	154
Abb. 7:	Hobbyspektrum Pflegeheimbewohner	155
Abb. 8:	Heimerlebnisse	166

Tab. 1:	Pflegestufen	45
Tab. 2:	Geschlecht der Heimbewohner	89
Tab. 3:	Alter der Heimbewohner	89
Tab. 4:	Aufenthaltsdauer der Heimbewohner	90
Tab. 5:	Schulbildung der Heimbewohner	90
Tab. 6:	Beruf der Heimbewohner	91
Tab. 7:	Familienstand der Heimbewohner	92
Tab. 8:	Erkrankungen der Heimbewohner	93
Tab. 9:	Diagnoseanzahl der Heimbewohner	94
Tab. 10:	Medikamentenanzahl der Heimbewohner	94
Tab. 11:	Funktionelle Beeinträchtigungen der Heimbewohner	95
Tab. 12:	Pflegeeinstufung der Heimbewohner	97
Tab. 13:	Häufigkeitsverteilung zu den Einzelinterviews	105
Tab. 14:	Häufigkeitsverteilung zu den Fokusgruppen	107
Tab. 15:	Häufigkeitsverteilung zum offenen Fragebogen	108
Tab. 16:	Aktuelle Haushalts- und arbeitsähnliche Aktivitäten	109
Tab. 17:	Aktuelle soziale/gesellschaftliche Aktivitäten	110
Tab. 18:	Aktuelle kulturelle/geistige Aktivitäten	110
Tab. 19:	Aktuelle politische Aktivitäten	110
Tab. 20:	Aktuelle sportliche Aktivitäten	110
Tab. 21:	Aktuelle religiöse Aktivitäten	111
Tab. 22:	Aktuelle gesundheitliche Aktivitäten	111
Tab. 23:	Aktuelle kreative/handwerkliche Aktivitäten	111
Tab. 24:	Geschirr abwaschen	116
Tab. 25:	Imbisse richten/Kochen einer Kleinigkeit	116
Tab. 26:	Einkaufen gehen	117
Tab. 27:	Betten machen	118
Tab. 28:	Staub wischen	118
Tab. 29:	Wäsche versorgen	119
Tab. 30:	Blumen gießen	119
Tab. 31:	Arbeitsähnliche Tätigkeiten und Mithilfe im Heim	120

Tab. 32: Post holen (im Heim) 120
Tab. 33: Diverse Erledigungen 121
Tab. 34: Telefonieren 122
Tab. 35: Briefkontakt 122
Tab. 36: Gespräche mit Verwandten 123
Tab. 37: Gespräche mit Bekannten 124
Tab. 38: Gespräche mit Mitbewohnern 124
Tab. 39: Freundschaften mit Mitbewohnern 125
Tab. 40: Hilfestellung an Mitbewohner 126
Tab. 41: Kindergartenkinder beobachten 127
Tab. 42: Interesse an Tieren 127
Tab. 43: Kaffeerunden 128
Tab. 44: Kaffeehaus-/Restaurantbesuch 129
Tab. 45: Ausflüge/Ausfahrten privat 129
Tab. 46: Aufenthalte bei Verwandten 130
Tab. 47: Reisen 131
Tab. 48: Vereinszugehörigkeit 131
Tab. 49: Gesellschaftsspiele 131
Tab. 50: Ausflüge (vom Heim organisiert) 132
Tab. 51: Feste und Feiern 132
Tab. 52: Fernsehen 133
Tab. 53: Radio hören 134
Tab. 54: Musikinstrument spielen 135
Tab. 55: Singen 136
Tab. 56: Lesen 136
Tab. 57: Kreuzworträtsel lösen 137
Tab. 58: Gedichte schreiben 138
Tab. 59: Gedächtnistraining 138
Tab. 60: Veranstaltungen (im Heim) 138
Tab. 61: Spazieren gehen bzw. im Rollstuhl fahren 139
Tab. 62: Turnübungen (selbst) 140
Tab. 63: Bewegungsgruppe (organisiert) 140
Tab. 64: Gemischtes Gruppenangebot 141
Tab. 65: Arztbesuche außer Haus (selbstständig) 142
Tab. 66: Physiotherapie 142
Tab. 67: Gehübungen (selbst) 143
Tab. 68: Alternative Heilbehandlungen 143
Tab. 69: Kuraufenthalte 143
Tab. 70: Politisches Interesse 144
Tab. 71: Wahlrecht 144
Tab. 72: Hl. Messe (im Heim) 145
Tab. 73: Hl. Messe (in der Kirche) 146

Tab. 74: Handarbeiten 146
Tab. 75: Basteln 147
Tab. 76: Tagesstätte 147
Tab. 77: Wunsch: Gesprächspartner 151
Tab. 78: Wunsch: Aktivitäten 151
Tab. 79: Wunsch: Ruhe 151
Tab. 80: Wunsch: Besseres Essen 152
Tab. 81: Hobby: Sportliche Aktivitäten 153
Tab. 82: Hobby: Haushalts- und arbeitsähnliche Aktivitäten 153
Tab. 83: Hobby: Kreative/handwerkliche Aktivitäten 153
Tab. 84: Hobby: Soziale/gesellschaftliche Aktivitäten 153
Tab. 85: Hobby: Kulturelle/geistige Aktivitäten 153
Tab. 86: Hobby: Politische Aktivitäten 153
Tab. 87: Hobby: Arbeit 156
Tab. 88: Hobby: Haushalt 156
Tab. 89: Hobby: Garten 157
Tab. 90: Hobby: Geselligkeit 157
Tab. 91: Hobby: Tanzen 157
Tab. 92: Hobby: Gesellschaftsspiele 158
Tab. 93: Hobby: Kinder und Enkel 158
Tab. 94: Hobby: Tiere 158
Tab. 95: Hobby: Reisen 159
Tab. 96: Hobby: Lesen 159
Tab. 97: Hobby: Kreuzworträtsel 160
Tab. 98: Hobby: Fernsehen 160
Tab. 99: Hobby: Musik 160
Tab. 100: Hobby: Theater und Filme 160
Tab. 101: Hobby: Gedichte 161
Tab. 102: Hobby: Technik 161
Tab. 103: Hobby: Sport und Bewegung 161
Tab. 104: Hobby: Wandern und Spaziergänge 162
Tab. 105: Hobby: Politisches Interesse 163
Tab. 106: Hobby: Handarbeiten 163
Tab. 107: Hobby: Malen 163
Tab. 108: Hobby: Heimwerken 164
Tab. 109: Hobby: Basteln 164
Tab. 110: Heimerlebnis: Feste und Feiern 166
Tab. 111: Heimerlebnis: Veranstaltungen 167
Tab. 112: Heimerlebnis: Anteilnahme 167
Tab. 113: Heimerlebnis: Eigener Geburtstag 168
Tab. 114: Heimerlebnis: Eigene Gesundheit 168

1. Einleitung

Gesellschaftliche Veränderungen und Fortschritte in der Medizin brachten es mit sich, dass die Menschen immer älter werden. Für die meisten Menschen ist diese Entwicklung eine durchaus positive, da die Ausdehnung der Lebensspanne dazu führt, die dazu gewonnenen Jahre aktiv und in guter Gesundheit verbringen zu können. Die negative Seite dieser Entwicklung zeigt sich darin, dass das Risiko krank zu werden mit zunehmendem Alter exponentiell ansteigt. Gleichzeitig an mehreren Erkrankungen (Multimorbidität) zu leiden ist charakteristisch für das hohe Alter und mündet oftmals in Hilfe- und Pflegebedürftigkeit. Hilfe- und pflegebedürftigen alten Menschen ist es aufgrund ihrer schwerwiegenden Erkrankungen oder eines fehlenden sozialen Netzwerkes nicht immer möglich, in ihrem privaten Umfeld zu verbleiben. So kommt es, dass rund 4 % der österreichischen Bevölkerung über 60 Jahre in einem Senioren- oder Pflegeheim untergebracht ist.

Aufgrund von Vorurteilen und einer negativen Medienberichterstattung steht die Mehrheit der alten Menschen einer Heimübersiedelung negativ gegenüber. Mit einem Heimleben werden ein betrübliches Dasein, Langeweile und Inaktivität assoziiert. Das Wissen darüber, dass diese Institutionen ihren Bewohnern[1] unterschiedliche Aktivitäten anbieten und ihnen sogar Aktivitätsmöglichkeiten erschließen, die zu Hause nicht mehr möglich sind, ist zumeist nicht vorhanden. Aufzuzeigen, welchen Aktivitäten Senioren- und Pflegeheimbewohner innerinstitutionär nachgehen, ist Ziel der Studie, die im dritten Teil der vorliegenden Arbeit dargestellt wird.

Die Ausführungen im zweiten Teil stellen den theoretischen Rahmen dar, in dem die Studie „Aktivsein in Senioren- und Pflegeheimen" eingebettet ist. Beschrieben werden darin u. a. die gesellschaftlichen und individuellen Bedingungen (Kap. 2.1), die zu einer Veränderung in der Bevölkerungszusammensetzung führten und eine Zunahme des Anteils von älteren und alten Menschen in der Bevölkerung bewirkte. Beeindruckend dabei ist, dass es sich um einen globalen Trend handelt, von dem alle Länder der Erde betroffen sind. Resultierend aus dem Forschungsinteresse wird auf die demografische Entwicklung in Österreich und insbesondere in Kärnten Bezug genommen.

Dem Thema Alter und Krankheit ist ein eigenes Kapitel (Kap. 2.2) gewidmet. Die Gleichung Alter und Krankheit per se existiert nicht. Tatsache ist jedoch, dass mit höherem Lebensalter das Risiko zu erkranken überproportional an-

---

[1] Im Hinblick auf die Lesbarkeit wird in dieser Arbeit der Begriff „Bewohner" generell für institutionalisierte Frauen und Männer verwendet. Eine Geschlechterdifferenzierung wird dann vorgenommen, wenn es der Verständlichkeit dienlich ist.

steigt. Aus diesem Grund wird auch auf die wichtigsten und häufigsten Erkrankungen im Alter eingegangen, welche die Hauptursache für Hilfe- und Pflegebedürftigkeit darstellen. Anschließend (Kap. 2.3) erfolgt die Auflistung der unterschiedlichen Unterstützungssysteme. Hervorhebenswert ist dabei, dass nach wie vor dem familiären Unterstützungssystem die größte Bedeutung bei der Durchführung von Pflege- und Betreuungsleistungen zukommt. Ein Anliegen dieser Arbeit ist es auch, über das in diesem Bereich tätige Personal zu informieren.

Hilfe- und Pflegebedürftigkeit ebenso wie ein fehlendes soziales Netzwerk führen unweigerlich zu einer Institutionalisierung, die für die meisten alten Menschen unter traumatischen Bedingungen erfolgt. Auf die psychosozialen Folgen einer Heimübersiedelung wird im nächsten Kapitel (Kap. 2.4) eingegangen. Den gewohnten Lebensstil mit all den dazugehörigen Aktivitäten im Heim beibehalten zu können, ist allein schon aufgrund der Erkrankungen, die zur Institutionalisierung führten, unrealisierbar. Das Ausführen von Aktivitäten im Alter selbst bringt Probleme mit sich, die gesondert beschrieben werden (Kap. 2.5). Aufschluss über die Wichtigkeit der bereits angesprochenen Aktivitäten geben die aktivitätsorientierten psychologischen Alternstheorien (Kap. 2.6). Aktivität ist in den vorgestellten Theorien das zentrale Maß, welches dafür verantwortlich ist, um im Alter und trotz Krankheit subjektives Wohlbefinden und damit Lebenszufriedenheit erfahren zu können. In der Literatur gibt es eine Vielfalt an Theorien und Modellen, die sich mit den Bedingungen erfolgreichen Alterns auseinandersetzen. In diesem theoretischen Rahmen können daher nur die wichtigsten und bekanntesten behandelt werden. Der aktuelle Stand der Forschung (Kap. 2.7) zeigt, dass sich zum eigenen Forschungsbereich vorwiegend englischsprachige Studien finden. Die eigene Studie soll daher dazu beitragen, die bestehende Forschungslücke im deutschsprachigen Raum (Kap. 2.8) zu verringern.

Ziel der eigenen Studie, die im dritten Teil vorgestellt wird, war, das Aktivsein von Senioren- und Pflegeheimbewohnern von fünf Kärntner Heimen festzustellen. Veränderungen in deren Aktivitätenradius aufgrund gesundheitlicher Beeinträchtigungen und/oder Institutionalisierung werden näher beleuchtet. Weiters sollen Angaben zu früheren Lieblingsbeschäftigungen Aktivierungspotenziale erschließen lassen. Entscheidend bei der Datenerhebung war nicht die selbstständige Durchführung von Aktivitäten, da alle Befragten in unterschiedlichem Ausmaß betreuungs- und hilfebedürftig sind, sondern ob die Bewohner trotz dieser Betreuungs- und Hilfebedürftigkeit aktiv sein können. In den Ergebnissen (Kap. 3.5) zeigten sich ein breites, aktuelles und an die Institution angepasstes Aktivsein sowie die individuelle Anregbarkeit der Personen aufgrund von Aussagen zu früheren Lieblingsbeschäftigungen. Wichtig bei der Darstellung der Ergebnisse war der Verfasserin, dem Leser die Erlebens- und Erfahrungswelt der alten beeinträchtigten Menschen nahe zu bringen. Aus diesem Grund wurde eine sehr detailgetreue und mit Informationen zu den Aussagen der teilnehmenden Bewohner ausgestattete Präsentation der Resultate vorgenommen.

Die Datenerhebung erfolgte gemäß den Richtlinien der qualitativen Sozialforschung, mittels eines Erhebungsverfahrens, das sensitiv auf die Fähigkeiten und Fertigkeiten der Bewohner abgestimmt wurde und eine quantitative Auswertung erlaubte. Die Erfahrungen mit dieser Vorgehensweise in der Praxis werden in Kapitel 3.4 beschrieben.

Die Diskussion (Kap. 4) beinhaltet eine Zusammenfassung der Ergebnisse dieser Arbeit und zeigt die Bedingungen auf, unter denen institutionelles Aktivsein möglich ist. Darüber hinaus soll, basierend auf diesen Ergebnissen, ein Screening-Verfahren entwickelt werden, das die Anregbarkeit von alten Menschen erfasst und Möglichkeiten für individuelle Aktivität in Institutionen schafft. Genauere Informationen dazu befinden sich am Schluss im Ausblick (Kap. 5).

2. Theoretische Fundierung der Studie „Aktivsein in Senioren- und Pflegeheimen“

2.1 Demografische Entwicklung

2.1.1 Alternde Gesellschaften

Die demografische Alterung einer Gesellschaft basiert auf dem medizinischen Fortschritt des 20. Jahrhunderts, welcher gravierende Veränderungen in der Sterblichkeit zur Folge hatte, sowohl in der Säuglings- und Kindersterblichkeit als auch in der Alterssterblichkeit. Eine Verringerung der Säuglings- und Kindersterblichkeit führte zunächst dazu, dass diese Altersgruppen eine stärkere Gewichtung in der Bevölkerung erhielten und damit zur Verjüngung der Bevölkerungsstruktur beitrugen. Die Verringerung der Alterssterblichkeit führte zu einer Ausdehnung der Lebensspanne und zu einem Ansteigen älterer und alter Menschen in der Bevölkerung. Eine Gesellschaft altert nicht aufgrund einer höheren absoluten Zahl alter Menschen, sondern wenn der Anteil an alten Menschen in der Bevölkerungszusammensetzung auf Kosten jüngerer zunimmt. Erst dann wird von demografischer Alterung gesprochen (Büttner, 2000). Die Verringerung jüngerer Bevölkerungsanteile resultiert einerseits aus den Errungenschaften der Medizin, die eine Geburtenkontrolle erlaubte, und andererseits ist sie eine Folge der Modernisierung und geänderten gesellschaftlichen Bedingungen. Aus diesem Grund darf für den Rückgang der Geburtenzahlen nicht alleine der medizinische Fortschritt verantwortlich gemacht werden. In der agrarischen und frühindustriellen Gesellschaft wurden Kinder als Familienarbeitskräfte eingesetzt und zur Absicherung der Existenz benötigt (Tazi-Preve, Kytir, Lebhart & Münz, 1999). Die mit der Industrialisierung einsetzende Lohnarbeit und die Implementierung des Wohlfahrtsstaates mit seinem Pensions- und Rentensystem (Oppitz, 2000; Stosberg, 1994), welches eine finanzielle Absicherung im Anschluss an die Erwerbsarbeit gewährleistet (Tartler, 1961; Tews, 1974), führte dazu, dass Kinder für den Erhalt der Familie nicht mehr benötigt wurden. Von da an wurde die Entscheidung für oder gegen Kinder von individuellen und gesellschaftlichen Werthaltungen beeinflusst (Tazi-Preve et al., 1999).

Aus den bisherigen Darstellungen geht hervor, dass sowohl äußere als auch innere Faktoren für die Alterung einer Gesellschaft verantwortlich sind. Zu den äußeren Faktoren gehören sowohl der medizinische Fortschritt als auch die Einführung des Wohlfahrtsstaates. Zu den inneren Faktoren werden Werthaltungen gezählt, die einerseits in der Person selbst liegen und andererseits durch gesellschaftliche Einstellungen bedingt sind. Das Resultat ist eine Bewusstseins- und Einstellungsänderung gegenüber dem Kinderkriegen (Schulz, 2001).

Die gravierenden Änderungen im Bevölkerungsaufbau sind nicht nur auf Industrienationen beschränkt. Demografische Alterung findet in allen Ländern der Erde statt. Betonenswert ist, dass auch die weniger entwickelten Länder davon betroffen sind. Die bessere medizinische Versorgung führt trotz fehlender sozialstaatlicher Renten- und Pensionssysteme zur demografischen Alterung in den Entwicklungsländern. Aus diesem Grund wird auch von einem globalen Trend gesprochen (Lehr, 1991). 605 Millionen Menschen, das sind 10 % der Weltbevölkerung, waren im Jahr 2000 über 60 Jahre alt. Der Großteil dieser Personen, 373 Millionen (62 %), leben in den ärmeren und ärmsten Regionen der Erde (Kytir & Münz, 2000).

Abschließend lässt sich festhalten, dass ein Geburtenrückgang ebenso wie eine gestiegene Lebenserwartung die Alterung einer Gesellschaft bedingt. Der im letzten Jahrhundert begonnene Umbau der Bevölkerungsstruktur ist aller Wahrscheinlichkeit nach irreversibel. Global gesehen stellt sich die demografische Zukunft aller Gesellschaften so dar, dass es zu einer weiteren Verschiebung in der Bevölkerungszusammensetzung kommen muss, wobei der Anteil älterer und alter Menschen noch gravierend zunehmen wird. Daraus ergeben sich individuelle, sozialpolitische und wissenschaftliche Fragestellungen, die eine Auseinandersetzung mit diesem Thema unumgänglich machen, um den Veränderungen geeignet begegnen zu können (Amann, 2000; Krämer, 1994; Marin, 2000).

2.1.2 Demografische Alterung in Österreich

Österreichs demografische Entwicklung liegt im zuvor beschriebenen globalen Trend. Historische und politische Faktoren, welche im Folgenden dargestellt werden, bewirkten den Umbau in der Bevölkerung. Einwohnerstand, Geburtenzahl und Sterbefälle sowie Migrationsbewegungen müssen im demografischen Alterungsprozess mitberücksichtigt werden, denn diese trugen erheblich zu Österreichs Wandel von einer demografisch jungen zu einer demografisch alten Gesellschaft bei. Nachfolgende Darstellungen zum Bevölkerungsumbau, der sich in Österreich in den letzten hundert Jahren vollzog, stützen sich auf die Ausführungen von Tazi-Preve und Mitarbeiter (1999) sowie Kytir und Münz (2000).

Auf dem Gebiet des heutigen Österreichs lebten im Jahre 1910 bereits 6,6 Mio. Menschen. Hohe Geburtenraten und eine stetig sinkende Sterblichkeit waren dafür verantwortlich, dass sich die Einwohnerzahl von 3,1 Mio. im Jahr 1805 innerhalb eines Jahrhunderts mehr als verdoppelte. Erst ab Beginn des 20. Jahrhunderts gingen die Geburtenzahlen konstant zurück. Das Ende der Donaumonarchie sowie die Gründung der Republik Österreich im Jahre 1918 führten zur Rückwanderung vieler Menschen polnischer, tschechischer und ungarischer Herkunft. Die in den Jahren 1933 und 1934 einsetzende Abwanderung aus politischen und religiösen Gründen führte ebenfalls zu einer Verringerung der Einwohnerzahl. Sowohl die Folgen des ersten Weltkrieges als auch die Zwischenkriegszeit bewirkten einen Stillstand des Bevölkerungswachstums auf dem Gebiet des heutigen Österreichs, sodass im Jahr 1939 die Einwohnerzahl gleich hoch war wie im Jahr 1910.

Trotz Geburtenrückgängen und Bevölkerungsverlusten im zweiten Weltkrieg konnte die österreichische Bevölkerung zwischen den Jahren 1931 und 1951 um 300.000 Personen auf 6,9 Mio. anwachsen. Verantwortlich dafür sind geburtenstarke Jahrgänge während der ersten Kriegsjahre, die so genannten Babyboom-Jahre, sowie die Zuwanderung von 420.000 Ostflüchtlingen und Heimatvertriebenen im Zeitraum von 1945 bis 1948. In den 1950er Jahren blieb die Einwohnerzahl relativ konstant, da sich Geburtsüberschüsse und Abwanderungen die Waage hielten. In der ersten Hälfte der 1960er Jahre erfolgte ein weiterer Babyboom. Zusätzlich dazu wurden ausländische Arbeitskräfte, die so genannten Gastarbeiter, welche vorwiegend aus dem ehemaligen Jugoslawien stammten, angeworben. Daraus resultierte ein Ansteigen der Bevölkerungszahl innerhalb von nur 10 Jahren um 500.000 Personen. In den frühen 1970er Jahren ging diese Wachstumsphase zu Ende. Die Rückkehr vieler ausländischer Arbeitskräfte in ihre Heimat ließ das Bevölkerungswachstum stagnieren. Im Zeitraum von 1994 bis 1998 kam es infolge der Kriege im Gebiet Ex-Jugoslawiens erneut zu einer Bevölkerungszunahme von 68.000 Personen. In den letzten Jahren blieb die Einwohnerzahl Österreichs relativ konstant. Ein leichter Anstieg ist bis zum Jahr 2035 zu erwarten. Für die Zeit danach wird ein kontinuierlicher Rückgang der Einwohnerzahl prognostiziert.

Hervorhebenswert sind die Entwicklungen in der Fertilität, die auf medizinische Fortschritte sowie gesellschaftliche Bedingungen zurückzuführen sind und wesentlich zur demografischen Alterung in Österreich beitrugen. Beim Übergang vom 19. zum 20. Jahrhundert verringerten sich die Geburtenzahlen zuerst langsam, dann immer drastischer. Um 1900 bekam eine Frau im Durchschnitt vier Kinder. Bis zum Jahre 1928 hatte sich die durchschnittliche Kinderanzahl halbiert. Dieser Trend setzte sich bis in die heutige Zeit fort. In den 1990er Jahren lag sie in allen Ländern Westeuropas knapp unter zwei Kindern. Eine Trendwende ist derzeit nicht absehbar. Der medizinische Fortschritt brachte es auch mit sich, dass sich die Todesursachen veränderten. Während die Menschen im späten 19. Jahrhundert überwiegend an Infektionskrankheiten starben, so verstarben sie ab dem 20. Jahrhundert größtenteils an chronisch-degenerativen Krankheiten. In Kapitel 2.2 wird genauer auf die Krankheiten des alten Menschen eingegangen.

Österreichs Wandel von einer demografisch jungen zu einer demografisch alten Bevölkerung basiert demnach auf Migrationsbewegungen, Geburtenrückgängen und Veränderungen in der Sterblichkeit. Demografische Alterung, also ein hoher Anteil über 60jähriger an der Gesamtbevölkerung, ist in Österreich erst ab dem ersten Weltkrieg zu beobachten. Im Jahr 1923 betrug der Anteil über 60jähriger an der österreichischen Gesamtbevölkerung rund 10 %. Im Zeitraum von 1923 bis 1970 stieg die Anzahl dieser Altersgruppe von 650.000 auf 1,5 Mio. an, das sind rund 20 % der österreichischen Gesamtbevölkerung. Die Zahl der 0 bis 20jährigen blieb mit 2,3 Mio. in dieser Zeit relativ konstant. Ebenso die Zahl der 20 bis 59jährigen mit 3,6 Mio. In den 1970er Jahren war bereits jeder Fünfte über 60 Jahre alt. Allerdings kam es im demografischen Alterungsprozess seit 1970 zu einem Stillstand. Dieser Stillstand wird als Zäsur bezeichnet. In den 1970er, 1980er und 1990er Jahren veränderte sich der Anteil der alten Menschen an der österreichischen Gesamtbevölkerung kaum. Zu Beginn der 1970er Jahre lebten in Österreich ca. 1,5 Mio. über 60jähriger. Diese Zahl erhöhte sich in den letzten 30 Jahren lediglich um 100.000 Personen. Deutlich erhöht hat sich in diesem Zeitraum allerdings die Zahl der 20 bis 59jährigen von 3,6 Mio. auf 4,3 Mio. Die Zahl der Kinder und Jugendlichen verringerte sich in diesem Zeitraum um 500.000. Als Ursache für diese Zäsur werden geschichtliche und politische Ursachen angeführt, z. B. kamen die geburtenstarken Jahrgänge am Ende des 19. Jahrhunderts und zu Beginn des 20. Jahrhunderts nach 1970 ins „Hauptsterbealter" und die geburtenstarken Jahrgänge der Babyboom-Jahre von 1939 bis 1943 und von 1960 bis 1964 erhöhten den Anteil jüngerer Bevölkerungsanteile. Dies sind die Gründe, warum es in den letzten 30 Jahren bei uns zu keiner demografischen Alterung gekommen ist.

Allerdings wird Österreich für die nächsten 30 Jahre eine deutliche Alterung bei nahezu gleich bleibender Einwohnerzahl prognostiziert. Landesweit gibt es derzeit 1,6 Mio. Menschen, die über 60 Jahre alt sind. Im Jahr 2035 werden in unserem Land zwischen 2,9 und 3 Mio. Menschen leben, die älter als 60 Jahre sind. Die weitere Abnahme von Kindern und Jugendlichen sowie von Menschen im erwerbsfähigen Alter wird den Anteil der über 60jährigen überproportional ansteigen lassen. Berechnungen zufolge wird dann bereits jeder dritte Österreicher im Pensionsalter stehen. Daraus ergeben sich Probleme im Generationenvertrag. Es wird von einer so genannten „Altersbelastungsquote" gesprochen. Dabei handelt es sich um den Anteil der über 60jährigen an der Erwerbsbevölkerung (Kytir & Münz, 2000). Derzeit entfallen auf 100 Erwerbstätige 38 Pensionisten. Für das Jahr 2021 werden 54 Pensionisten auf gleich viele Erwerbstätige kommen (Bundesministerium für Finanzen, 2003).

Zukunftsvoraussagen prognostizieren einen Stillstand der demografischen Alterung in unserem Land nach dem Jahr 2030, wenn die geburtenschwachen Jahrgänge um 1970 ins Pensionsalter gelangen. Österreichs Wandel von einer demografisch jungen zu einer demografisch alten Gesellschaft wird dann abgeschlossen sein (Stefanits & Kilickaya, 2001). Dieser Wandel ist in den „Bevölkerungspyramiden" anschaulich abgebildet, wobei nur die Abbildung des Jahres 1910 die Bezeichnung Pyramide tatsächlich verdient. Im Jahr 1998 hat sich die einstige Pyramide zu einem barocken Zwiebeltürmchen gewandelt, das die Verschiebung der Bevölkerungszusammensetzung verdeutlicht. Die dritte Abbildung weist eine pilzähnliche Form auf und zeigt den überproportionalen Anteil 60+jähriger in unserem Land. Beunruhigend ist diese Entwicklung insofern, weil Änderungen im Generationenvertrag und in sozialstaatlichen Einrichtungen damit einhergehen müssen, deren Tragweite noch nicht absehbar ist (Kytir & Münz, 1992).

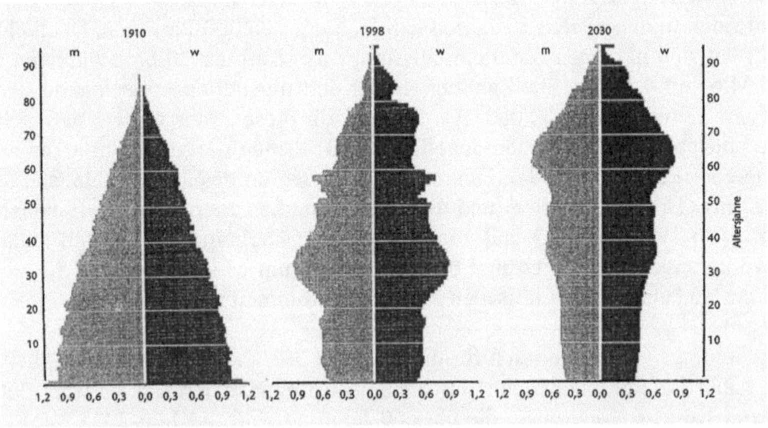

Abbildung 1: Altersaufbau der österreichischen Bevölkerung (Kytir & Münz, 2000)

2.1.3 Demografische Alterung in Kärnten

Mit Bezug auf das eigene Forschungsvorhaben soll kurz auf die demografische Situation des Bundeslandes Kärnten eingegangen werden. Kärnten zählt ebenso wie die Steiermark und das Burgenland zu den strukturschwächsten Gebieten Österreichs. Eine angespannte Arbeitsmarktsituation wird auch in den nächsten Jahren dazu führen, dass junge Erwerbstätige in andere, strukturstärkere, Regionen abwandern werden (Kutzenberger, 2002). Die Abwanderung und eine geringe Fertilität, die die Verringerung von Kindern und Jugendlichen zu Folge hat, führt zu einer höheren Gewichtung älterer Bevölkerungsgruppen in

Kärnten (Kytir & Münz, 2000). Basierend auf den Zahlen der Mikrozensuserhebung 2001 (Amt der Kärntner Landesregierung, 2003a) wurden eigene Berechnungen angestellt, die einen Anstieg der über 60jährigen zeigen. Im Jahr 2003 lebten 126.591 60+jährige in Kärnten. Im Jahr 2030 wird diese Bevölkerungsgruppe auf 188.989 Personen angewachsen sein und sich bis zum Jahr 2050 nur noch geringfügig auf 193.757 Personen erhöhen. Besonders stark wird die Zahl der Hochaltrigen steigen, 85+jährige, von denen es derzeit 9.374 Personen gibt. Bis zum Jahr 2030 wird sich diese Zahl mehr als verdoppelt (21.484) und bis 2050 sogar vervierfacht (38.711) haben. Sozialpolitisch von Bedeutung ist diese Personengruppe, da sie ein erhöhtes Risiko von Hilfe- und Pflegebedürftigkeit aufweist (Juraszovich, 1998).

Bezogen auf die Gesamteinwohnerzahl nimmt Kärnten einen etwas anderen Verlauf als Österreich. 2003 lebten 8.078.537 Einwohner in Österreich. Diese Zahl wird bis zum Jahr 2030 auf 8.420.812 ansteigen und erst bis 2050 auf 8.162.695 sinken. Kärntens Bevölkerung wird von aktuellen 558.234 Personen auf eine Zahl von 530.815 im Jahr 2030 sinken und sich bis 2050 sogar auf 486.234 Personen reduzieren, was durch die vorher zitierte Abwanderung und veränderte Fertilität begründet ist. Abbildung 2 zeigt im Überblick die Entwicklung der einzelnen Bevölkerungsgruppen in Relation zur Gesamtbevölkerung Kärntens und Österreichs. Die über 60jährigen werden in den nächsten Jahrzehnten auf Kosten jüngerer Bevölkerungsanteile stark zunehmen.

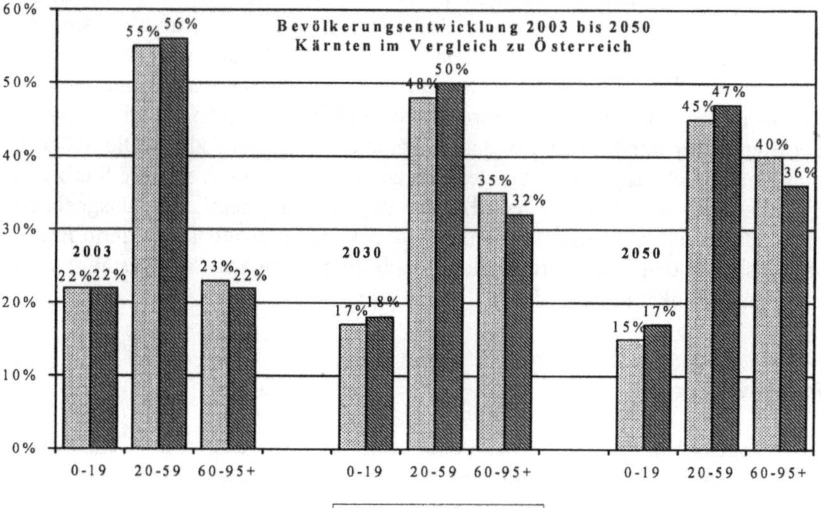

Abbildung 2: Bevölkerungsentwicklung

2.1.4. Besonderheiten der demografischen Alterung

Schwindende Feminisierung

In der Gegenwart ist die Lebensphase Alter durch einen Frauenüberschuss gekennzeichnet. Das Alter ist weiblich. Dies resultiert einerseits aus den Folgen der beiden Weltkriege und andererseits aus der höheren Lebenserwartung der Frauen (Frauen 80,9 und Männer 74,6 Jahre). Nach Kytir und Münz (2000) kamen im Jahr 1999 bei den über 60jährigen auf 100 Frauen 66 Männer, bei den über 75jährigen stehen 100 Frauen nur mehr 44 Männer gegenüber. Bei den über 85jährigen gibt es sogar dreimal so viele Frauen wie Männer. Die Überzahl der Frauen wird sich nach dem Ableben der Kriegsgenerationen quantitativ ausgewogener darstellen. Im Jahr 2015 werden dann auf 100 über 60jährige Frauen bereits 80 und im Jahr 2025 sogar 85 Männer kommen.

Das hohe Alter bleibt aber dennoch den Frauen, aufgrund ihrer längeren Lebenserwartung, vorbehalten. Diese Asymmetrie in der Lebenserwartung wird auch in Zukunft bestehen bleiben. Es kommt zwar zu einer Annäherung, eine Differenz von ca. vier Jahren wird es dennoch geben (Schulz, 2001). Die Ursachen der höheren Lebenserwartung von Frauen und Männern sind bis heute noch ungeklärt. Es werden biologische, verhaltens- sowie umweltorientierte Ansätze zur Erklärung herangezogen. Historisch belegt ist, dass die männliche Übersterblichkeit nach dem zweiten Weltkrieg auf sieben Jahre angestiegen ist. Zuvor betrug die Differenz lediglich drei Jahre. Eine Untersuchung in Deutschland an 8.400 bayrischen Nonnen und Mönchen ergab, dass sich im Zeitraum 1910 bis 1985 die Differenz in der Sterblichkeit von Nonnen und Mönchen konstant zwischen null und zwei Jahren hielt, wobei das Sterbealter der Nonnen dem Sterbealter der Frauen aus der Allgemeinbevölkerung glich. Die Mönche konnten ihre Lebensdauer an die der Frauen anpassen, womit sie ihre Sterblichkeit gegenüber den Männern der Allgemeinbevölkerung deutlich hinausgezögert haben. Basierend auf dieser Untersuchung rückt der verhaltensorientierte Erklärungsansatz in den Vordergrund, der jedoch noch nicht 100 %ig bestätigt werden konnte (Dinkel & Luy, 1999).

Doppelte Alterung

Als spezielle Entwicklung der demografischen Alterung einer Gesellschaft zeigt sich das Phänomen der doppelten Alterung. Dieses wird auch mit Begriffen wie Überalterung oder Vergreisung umschrieben. Gemeint ist damit der überproportional angewachsene und weiter anwachsende Anteil der Hoch- und Höchstbetagten (Menschen über 85 Jahre) in der Gesamtbevölkerung, was auf den Rückgang der Sterblichkeitsrate im hohen Alter zurückzuführen ist (Baltes, 1999). Von 1869 bis 1995 vervierfachte sich die Zahl der über 60jährigen in Österreich, die Zahl der über 65jährigen verfünffachte sich, die der über 75jährigen verzehnfachte sich und die Zahl der über 80jährigen wuchs im gleichen Zeitraum auf das zwanzigfache Ausmaß an. Die doppelte demografische Alterung wird auch in den nächsten Jahren als wichtigstes Merkmal im österreichischen Bevölkerungsaufbau bestehen bleiben und basiert nicht allein auf der Ausdehnung der Lebensspanne. Die Hauptursache liegt in der Alterung der Babyboom-Generationen (1939 bis 1943 und 1960 bis 1964). Aus diesem Grund wird es auch zu einer unterschiedlichen Gewichtung der über 60jährigen Menschen kommen (Kytir & Münz, 2000).

Derzeit leben ca. 400.000 Menschen im Alter von 75 bis 85 Jahren in Österreich. Bis zum Jahr 2035 wird sich diese Zahl verdoppeln. Die Gruppe der über 85jährigen beträgt in der Gegenwart rund 140.000 Personen. Bis zum Jahr 2050 wird sich diese Zahl verdreifachen und auf ca. 500.000 Personen angestiegen sein. Zwei Drittel aller 1,6 Mio. über 60jährigen sind zwischen 60 und 74 Jahren und nur ein Drittel ist älter als 75 Jahre. Prognosen zufolge soll der Anteil der 60 bis 74jährigen bis zum Jahr 2050 auf unter 50 % sinken. Ein Drittel aller 60+jährigen Menschen soll dann zwischen 75 und 85 Jahren alt sein und die Gruppe der über 85jährigen wird bis zu diesem Jahr rund 18 % betragen (Kytir & Münz, 2000). Weltweit betrachtet wird sich die Anzahl der heute über 60jährigen bis zum Jahr 2050 verdreifachen und die Zahl der über 80jährigen von derzeit 65 Mio. auf 379 Mio. sogar verfünffachen (Schulz, 2001).

Abschließend lässt sich sagen, dass derzeit keine Maßnahmen denkbar sind, die der weltweiten demografischen Alterung Einhalt gebieten könnten. Daher kann davon ausgegangen werden, dass auch in Zukunft der Anteil älterer Menschen an der Gesamtbevölkerung erheblich zunehmen wird. Diese Entwicklung muss zu weitreichenden Änderungen in der Sozialpolitik führen, da - wie das folgende Kapitel zeigt - wohlfahrtsstaatliche Einrichtungen zum überwiegenden Teil von älteren und alten Menschen in Anspruch genommen werden.

2.2 Alter und Krankheit

Altern selbst lässt sich in drei Alterungsprozesse gliedern: normales Altern, pathologisches Altern und erfolgreiches Altern (Baltes & Baltes, 1989b). Diese drei Prozessgeschehen sollen hier nur kurz erläutert werden. Im Hinblick auf die empirische Studie, die im dritten Teil dieser Arbeit präsentiert wird, gilt dem pathologischen Altern und dem erfolgreichen Altern besondere Aufmerksamkeit.

Unter **normalem Altern** versteht man das Ausschöpfen der durchschnittlichen Lebensspanne, wobei Funktionseinbußen physischer und psychischer Art als alterstypisch hingenommen werden, welche sich mit einer Anpassungsleistung seitens des Individuums und prothetischer Hilfen vergleichsweise gut kompensieren lassen. Betonenswert im Bereich des normalen Alterns ist, dass es dabei keine Entwicklungsstufen wie im Kindes- und Jugendalter gibt, die durchlaufen werden müssen sondern, dass hierbei beträchtliche interindividuelle Differenzen gegeben sind, die sich nicht innerhalb von Entwicklungsstufen bewältigen lassen. Als **pathologisches Altern** wird ein Alternsprozess bezeichnet, der mit Krankheit und erheblichen Funktionseinbußen einhergeht. Die Folgen sind Hilfe- und Pflegebedürftigkeit sowie eine massive Beeinträchtigung der Lebensqualität. **Erfolgreichem Altern** wird innerhalb der Gerontologie die höchste Bedeutung beigemessen. Als charakteristisch dafür wird Autonomie, Lebensqualität und Zufriedenheit mit dem eigenen Leben angenommen (Maercker, 2002; Steinhagen-Thiessen & Borchelt, 1996). Hervorzuheben ist, dass erfolgreiches Altern sowohl vor dem Hintergrund von normaler und pathologischer Alterung stattfinden kann (Thomae, 1983), bei pathologischer Alterung aber immense Bedeutung erhält.

Die Ausdehnung der Lebensspanne brachte es mit sich, dass das dritte Lebensalter (60 bis 80/85 Jahre) weitgehend gesund erlebt werden kann und es erst im vierten Lebensalter (über 80/85 Jahre) oft zu erheblichen gesundheitlichen Einbußen kommt (Maercker, 2002). Tatsache ist, dass mit zunehmendem Alter die Wahrscheinlichkeit steigt, an einer Alterskrankheit zu erkranken (Juraszovich, 1998; Renteln-Kruse, 2001). Gesundheit bedeutet mehr als die bloße Abwesenheit von Krankheit. Dies gilt insbesondere für Menschen, die im Laufe ihres Lebens mit mehreren Krankheiten konfrontiert wurden. Die Kumulation dieser Krankheiten sowie eine erhöhte Empfindlichkeit gegenüber neuen Erkrankungen ist kennzeichnend für gesundheitsbedingte Besonderheiten, die sich im Alter ergeben (Steinmann, 1974, zit. nach Badelt & Leichsenring, 2000).

Die WHO teilt Gesundheit in fünf Dimensionen ein:

- Physische Gesundheit
- Psychische Gesundheit
- Soziale Gesundheit
- Ökonomischer Status
- Selbsthilfefähigkeit (vgl. Kytir, Schmeiser-Rieder, Böhmer, Langgassner & Panuschka, 2000, S. 259)

Bezug nehmend auf die höhere Lebenserwartung, die das Risiko zu erkranken steigert, stellt Glatzer (1992) die Frage, ob die zusätzlichen Lebensjahre auch Lebensqualität beinhalten oder ob damit lediglich eine Verlängerung des Leidens erzielt werden kann. Dient ein höheres Lebensalter als Beleg für eine Verbesserung des Gesundheitszustandes oder als Beleg für die Hinauszögerung des Todeszeitpunktes? In der Wissenschaft wird diese Fragestellung kontrovers diskutiert. Konsens besteht zumindest darüber, dass die Erreichung eines hohen Lebensalters nichts über die Lebensqualität aussagt (Lehr, 1997). Die Langlebigkeit selbst ist ein Phänomen mit steigender Tendenz (Imhof, 1989). Im Jahr 2001 lebten 380 über 100jährige in Österreich. Im Jahr 2002 waren es schon mehr als 400, und ein weiterer Anstieg wird prognostiziert. Die quantitativ dazugewonnenen Lebensjahre konnten qualitativ noch nicht genutzt werden. Aus geriatrischer Sichtweise wäre es wünschenswert, wenn sich in Zukunft die Phase der Morbidität im Alter auf eine kurze Periode vor dem Sterben beschränken würde (Kytir et al., 2000).

Obwohl Alter nicht gleichzusetzen ist mit Krankheit, zeigen die Ergebnisse der in Österreich durchgeführten SERMO-Studie (self-reported Morbidity) (Schmeiser-Rieder, 1997, zit. nach Kytir et al., 2000) deutlich, dass die Leistungen im Gesundheitsbereich zum Großteil von älteren Menschen in Anspruch genommen werden. So z. B. entfallen 53 % aller Aufenthaltstage in Akutspitälern und ein Drittel aller Arztbesuche auf über 60jährige. 42 % der 60-74jährigen sowie 57 % der 75+jährigen gehen mindestens sechs Mal im Jahr zum Arzt. Damit verbunden ist auch ein höherer Medikamentenkonsum, der nur in den seltensten Fällen auf die verringerte Leistungsfähigkeit des alternden Organismus abgestimmt ist. Basierend auf den Ergebnissen dieser Studie steht die durchschnittliche Zahl der Arztbesuche ebenso wie die erhöhte Krankheitsneigung im direkten Zusammenhang mit einem zunehmendem Alter (Hessel, Gunzelmann, Geyer & Brähler, 2001).

Allerdings ist das Krankheitsgeschehen von älteren und alten Menschen besonderen Bedingungen ausgesetzt. Aus diesem Grund werden drei Krankheitsarten unterschieden: alternde Krankheiten, Alterskrankheiten und Krankheiten ohne Altersspezifität (Backes & Clemens, 1998; Lehr, 1991):

- **Alternde Krankheiten** sind Krankheiten, die im Laufe des Lebens erworben wurden und im Alter fortbestehen.
- Als so genannte **Alterskrankheiten** bezeichnet man primär im Alter auftretende neue Erkrankungen.
- Krankheiten **ohne Altersspezifität** können sowohl bei alten als auch bei jungen Menschen neu auftreten.

Typisch beim alten Menschen ist, dass diese drei Krankheitsarten nebeneinander bestehen können. Daraus resultieren Probleme der Chronizität, Multimorbidität und der Polypathie. Unter **chronisch-degenerativen Erkrankungen** versteht man langsam verlaufende unheilbare Erkrankungen, die auf eine höhere Lebenserwartung, verbesserte medizinische Behandlungstechniken sowie auf bessere soziale und ökonomische Lebensbedingungen zurückzuführen sind. Als **Multimorbidität (Vielfacherkrankungen)** wird das gleichzeitige Auftreten mehrerer akuter und behandlungsbedürftiger Krankheiten bezeichnet. Unter **Polypathie (Mehrfachleiden)** versteht man das Vorhandensein mehrerer ruhender Krankheiten, die aber nicht behandlungsbedürftig sind (Kondratowitz, 2000; Lehr, 1991). Im Alter steigt die Prävalenz, gleichzeitig an ruhenden Leiden und aktiven Erkrankungen, zu laborieren, es kann sowohl ein und dasselbe Organ als auch mehrere Organe (Organpolypathie) betreffen (Kytir et al., 2000).

Betont werden muss, dass Multimorbidität und Polypathie nicht allein auf somatische Erkrankungen beschränkt bleiben, sondern sich ebenso auf psychiatrische Krankheiten und psychosoziale Leiden beziehen. Daher darf Altern nicht bloß als rein somatisch-biologischer Vorgang betrachtet werden, denn alle Veränderungen des menschlichen Erlebens und Verhaltens im geistig-seelischen Bereich tragen ebenfalls zum Prozessgeschehen bei (Tews, 1974). Demnach ist ein geriatrischer Patient ein biologisch älterer Mensch, der infolge von alternsbedingten Funktionseinschränkungen bei Erkrankungen akut gefährdet ist, zu Multimorbidität neigt und bei dem besonderer Handlungsbedarf in rehabilitativer, somatopsychischer und psychosozialer Hinsicht besteht (Kytir et al., 2000).

Nachfolgend wird auf die häufigsten Erkrankungen bei alten Menschen eingegangen. Eine vollständige Auflistung aller Erkrankungen von alten Menschen kann in diesem Rahmen nicht geleistet werden. Die Ausführungen beschränken sich lediglich auf jene Krankheitsbilder, die wesentlich an der Entstehung von Hilfe- und Pflegebedürftigkeit beteiligt sind. Als geeignete weiterführende Literatur empfiehlt sich Likar, Bernatzky, Pipam, Janig und Sadjak (2005), Schäffler und Menche (1999), Schmailzl (1995), Schütz, Ries und Tews (1997) oder Tesch-Römer und Wahl (2000).

Abschließend bleibt festzuhalten, dass es die direkte Verbindung zwischen Alter und Krankheit als solche nicht gibt, aber mit zunehmendem Alter das Risiko zu erkranken, drastisch ansteigt. Generell sind Diagnosestellung und Behandlung vorwiegend auf die Linderung somatischer Beschwerden ausgerichtet. Körperliche Krankheiten werden auch von alten Menschen selbst sowohl objektiv als auch subjektiv höher bewertet (Maercker, 2002). Die steigende Zahl von psychischen Leiden und psychiatrischen Erkrankungen, vor allem ihre Wechselwirkungen, gewinnt jedoch zunehmend an Behandlungsbedeutung (Hirsch & Kastner, 2004). Dass der alte Mensch nicht an seinen Befunden, sondern an seiner Befindlichkeit leidet, wusste Lehr bereits im Jahr 1972 sehr treffend zu formulieren. Dies erklärt die Diskrepanz zwischen objektiv diagnostizierten Krankheiten und subjektiv erlebtem Krankheitsgefühl (Lehr, 1997).

2.2.1 Herz-Kreislauf-Erkrankungen

Wie aus dem Gesundheitsbericht der Stadt Klagenfurt aus dem Jahr 2001 (Magistrat der Landeshauptstadt Klagenfurt, 2002) hervorgeht, wurde die höchste Sterblichkeitsrate mit 46,1 % (413 Personen), durch Herz-Kreislauf-Erkrankungen verursacht. Diese resultieren aus arteriosklerotischen Gefäßverengungen, die zu einem vollständigen Verschluss der Blutgefäße führen können. Daraus ergibt sich eine Sauerstoffunterversorgung der betreffenden Regionen, die eine Schädigung derselben bewirken (Steinhagen-Thiessen & Borchelt, 1996).

Zu den primären Risikofaktoren zählen Hypercholesterinämie (zu hoher Cholesterinspiegel), Hypertonie und Nikotinabusus. Sekundär wird Arteriosklerose durch Diabetes, Hyperurinämie (zu hoher Harnsäurespiegel), Übergewicht und Bewegungsmangel sowie Stress verursacht (Backes & Clemens, 1998). Das Alter und eine genetische Prädisposition wirken an der Entstehung mit. Arteriosklerose verläuft jahrzehntelang symptomarm und wird erst dann als Krankheit diagnostiziert, wenn es zu Durchblutungsstörungen an lebenswichtigen Organen kommt. Am Herzen führt sie zu einer Verengung der Herzkranzgefäße, zur so genannten koronaren Herzkrankheit (KHK) mit den typischen Angina pectoris Anfällen. Beim Herzinfarkt kommt es zum plötzlichen Verschluss eines oder mehrerer Herzkranzgefäße durch einen Blutpfropfen (Thrombus). Die Folge ist ein Absterben der unversorgten Herzmuskelregionen mit eventuell letalem Ausgang. Der Verschluss kann auch schleichend verlaufen und nachhaltig das Herz schwächen, was Herzschmerzen und Leistungseinbußen zur Folge hat (Gruber, 2003).

2.2.2 Erkrankungen des Bewegungs- und Stützapparates

Nach Steinhagen-Thiessen und Borchelt (1996) zählen zu dieser Gruppe degenerative Erkrankungen der Wirbelsäule und Gelenke (Arthrose) sowie eine Knochenentmineralisierung (Osteoporose). Unter **Arthrose** versteht man eine chronisch fortschreitende Verschleißerscheinung, die mit Schmerzen einhergeht und zu Gelenksdeformation führt sowie eine eingeschränkte Beweglichkeit der betroffenen Gelenke bedingt (Gerlach, Wagner & Wirth, 2000). Diese Erkrankung resultiert aus einer Diskrepanz zwischen Beanspruchung und Gelenkswiderstandsfähigkeit z. B. durch Übergewicht oder Ausübung einseitiger Belastungen wie schwerer Arbeit bzw. exzessiver sportlicher Betätigung. Als weitere Ursachen gelten Stoffwechselerkrankungen sowie eine erbliche Prädisposition. Frauen sind davon häufiger betroffen als Männer (Gruber, 2003).

Die Entmineralisierung der Knochen wird als **Osteoporose** bezeichnet, damit verbunden sind eine Verringerung der Knochenmasse und Knochenstärke sowie ein erhöhtes Frakturrisiko. Osteoporose ist bei Frauen auf das Klimakterium und den dadurch bedingten Östrogenmangel zurückzuführen. Bei Männern sind die Ursachen noch zu wenig erforscht. Knochenschwund kann auch eine Folge eines zu geringen Körpergewichts sein bzw. aus Bewegungsmangel und Nikotinabusus resultieren. Ebenso wirkt sich eine kalziumarme Ernährung und ein Vitamin D Mangel negativ aus (Gruber, 2003; Steinhagen-Thiessen, Wrobel & Borchelt, 1994). Osteoporose gilt nach wie vor als Frauenkrankheit, obwohl 30 % der Oberschenkelhalsfrakturen und 20 % der Wirbelbrüche Männer betreffen. Mit dem Alter steigt sowohl bei Frauen als auch bei Männern die Inzidenzrate bei Schenkelhalsfrakturen sprunghaft an. Von 10.000 Frauen im Alter von 80 bis 84 Jahren erleiden derzeit in Österreich 138 einen solchen Bruch. Bei den über 85jährigen sind es bereits 351 Frauen. Ebenso steigt die Frakturenanzahl der Männer drastisch an. Bei den 80 bis 84jährigen sind es 54 und bei den über 85jährigen mit 110 Frakturen bezogen auf 10.000 mehr als doppelt so viele (Kytir et al., 2000).

2.2.3 Störungen des Uro-Genital-Bereichs

Dazu zählen u. a. Infektionen und Inkontinenz. Letzteres gilt nach wie vor als Tabuthema. Kytir und Mitarbeiter (2000) verweisen darauf, dass es aus diesem Grund auch so schwierig ist, realitätsgetreue Forschungsergebnisse vorzuweisen. Die Dunkelziffer in diesem Bereich ist sehr hoch. Grundsätzlich kann jedoch davon ausgegangen werden, dass ab dem 60. Lebensjahr bis zu 40 % der Frauen und 20 % der Männer davon betroffen sind. Harn- und Stuhlinkontinenz sind u. a. ein wesentlicher Faktor, um in einem Pflegeheim aufgenommen zu werden. Oben genannte Forschergruppe fand heraus, dass rund 60 % aller Pflegeheimbewohner zumindest unter einer Form der Inkontinenz leiden. Infolge von Schamgefühlen kommt es zu gravierenden psychosozialen Auswirkungen, die zu vermindertem Selbstwertgefühl und Isolation führen.

Eine weitere Erkrankung, die zu dieser Krankheitskategorie gehört ist die benigne Prostatahyperplasie, eine gutartige Vergrößerung der Prostata, die beim Urinieren Schmerzen verursacht. Auch hier nimmt die Inzidenzrate mit steigendem Alter zu. Bei den 60 bis 69jährigen ist bereits jeder Zweite davon betroffen (Kytir et al., 2000).

2.2.4 Schlaganfälle

Eine der häufigsten neurologischen Erkrankungen im Alter ist der Schlaganfall (apoplektischer Insult), welcher als Folge von arteriosklerotischen Hirngefäßen auftritt. Die Ursachen von Arteriosklerose wurden schon bei den Herz-Kreislauf-Erkrankungen behandelt. Vier verschiedene Stadien lassen sich beim Schlaganfall unterteilen, wobei das erste symptomlos verläuft. Mittels bildgebender Verfahren lässt sich jedoch eine Verengung oder sogar ein Verschluss von hirnversorgenden Arterien feststellen (Steinhagen-Thiessen et al., 1994).

Neurologische Symptome wie Sprachstörungen, Gesichtslähmung oder die Lähmung von Extremitäten treten im zweiten Stadium auf. Hier kommt es zu einer temporären Minderdurchblutung, die als transitorische ischämische Attacke (TIA) bezeichnet wird. Die neurologischen Ausfälle des zweiten Stadiums bilden sich innerhalb von 24 Stunden zurück. Im dritten Stadium kann die Rückbildung allerdings bis zu sieben Tage andauern. Die Ausfälle im vierten Stadium sind irreversibel oder können sich lediglich minimal verbessern. Die Gehirndurchblutung wird teilweise oder sogar gesamt unterbrochen, was ein Absterben der betroffenen Region zur Folge hat. Lähmungserscheinungen, Sprachstörungen bis hin zur Aphasie, Kau- und Schluckstörungen, Wahrnehmungs- und Bewusstseinsbeeinträchtigungen, Kopfschmerzen und Gleichgewichtsstörungen sowie Depressionen resultieren daraus (Gruber, 2003; Maletzki & Stegmayer-Petry, 1995; Steinhagen-Thiessen et al., 1994).

Neben gerontopsychiatrischen Erkrankungen stellt der Schlaganfall die zweithäufigste Ursache für Pflegebedürftigkeit und die dritthäufigste Todesursache in den Industrieländern dar (Backes & Clemens, 1998).

2.2.5 Demenzen

Das Gehirn ist – wie alle anderen Organe auch – einem Alterungsprozess unterworfen: Ab dem vierten Lebensjahrzehnt verringert sich sein Gewicht irreversibel bis zu 9 Gramm pro Jahr, was für das Gehirn eine fortschreitende Degeneration mit mehr oder weniger bewusstem Verlust von geistigen Fähigkeiten bedeutet (Kaiser, 2005). Als weitere wichtige Alterskrankheit im Bereich der neurologischen Erkrankungen sollen daher die Demenzen angeführt werden. Die Zuordnung der Demenzen zu den körperlichen Erkrankungen ist genauso unbefriedigend wie eine Zuordnung zu den psychiatrischen Erkrankungen, da die Trennschärfe nicht gegeben ist. Das Zusammenwirken von physischen und psychischen Faktoren erschwert bzw. verunmöglicht eine zufrieden stellende Kategoriezuordnung.

Da es sich bei der Demenz um eine chronisch progrediente degenerative Veränderung des Gehirns handelt (Mayr, 2001), einer Hirnatrophie, die mittels Elektroenzephalographie (EEG) oder Magnetresonanztomographie (MRT) nachgewiesen werden kann (Kötter, Stübner, Hegerl & Hampel, 2001), erfolgt die Zuordnung zu den somatischen Erkrankungen. Neurophysiologische Diagnosetechniken reichen hierbei jedoch nicht aus, da diese ausschließlich auf apparativem Vorgehen beruhen (Munder, 1997) und dabei die gravierenden psychosozialen Beeinträchtigungen, die mit dieser Krankheit einhergehen, außer Acht lassen. In internationalen Studien wird vor allem der Mini Mental Test (MMSE) (Folstein & Mc Hugh, 1975; Hegerl, 2001) verwendet, um eine grobe klinische Zuordnung zu treffen, nicht jedoch um eine Diagnose zu erstellen. Dies kann erst auf dem Wege einer Differenzialdiagnose erfolgen, die eine Abgrenzung der Demenz von anderen Krankheitsbildern ermöglicht, bei denen u. U. auch kognitive Einschränkungen vorliegen (Maercker, 2002).

Die Einteilung der Demenzen erfolgt hinsichtlich ihrer Entstehungsursache in zwei Formen. Der Schweregrad einer Demenz wird zusätzlich in leicht, mittel und schwer eingestuft. Zu den primären Demenzen zählen jene vom Alzheimer-Typ (DAT) und die vaskuläre Demenz (VAD), zu der auch die Multiinfarkt Demenz (MID) gerechnet wird, sowie Mischformen dieser beiden Typen. Die Ursache bei der Entstehung der DAT liegt im Gehirn selbst. Diese auf genetischen Ursachen beruhende Krankheit führt zu Gedächtnis- und Denkstörungen, Beeinträchtigungen der Affektivität, des Sprachvermögens und in den schlimmsten Fällen der Körperbeherrschung. Zurückführen lassen sich diese Beeinträchtigungen auf die Bildung von Plaque und dem Entstehen von abnormen Fibrillen durch ein Protein, das von gesunden Gehirnzellen produziert wird (Kaiser, 2005). Generell diskutiert werden genetische, metabolische, infektiöse, toxische und hirntraumatische Auslöser. Der Beginn dieser eigenständigen

Hirnerkrankung ist schleichend. Im Gegensatz dazu kommt es bei der VAD infolge eines einmaligen massiven Hirninfarktes zu einer Demenz, die MID resultiert demgegenüber aus mehreren kleinen Hirninfarkten. Bei den sekundären Demenzen liegt die Ursache außerhalb des Gehirns, bedingt durch Sauerstoffmangel, Alkohol- und Drogenvergiftungen etc. Weiters können Erkrankungen wie Morbus Parkinson oder Multiple Sklerose dazu führen (Gruber, 2003; Jenny, 1996; Katschnig, Ladinser, Scherer, Sonneck & Wancata, 2001; Kytir et al., 2000; Maercker, 2002).

Aufgeteilt auf die verschiedenen Demenzformen entfallen 50 % auf die Demenzen vom Alzheimer-Typ, 25 % auf die Mischformen, 10 % auf die vaskuläre Demenz sowie weitere 10 % auf die durch andere Krankheiten bedingten Demenzen (Morbus Pick, Huntington-Chorea, Morbus Parkinson, Creutzfeldt-Jakob, Multiple Sklerose). Die verbleibenden 5 % entfallen auf die so genannten Pseudodemenzen. Dabei handelt es sich um verkannte depressive Erscheinungsbilder (Maurer, Ihl & Fröhlich, 1993, zit. nach Maercker, 2002).

Die Diagnoseschemata ICD-10 (Dilling, Mombour & Schmidt, 2000) und DSM-IV-TR (Saß, Wittchen, Zaudig & Houben, 2003) verweisen darauf, dass die unten angeführten Symptome über einen Zeitraum von mindestens sechs Monaten bestehen müssen, um eine Demenz diagnostizieren zu können. Nachstehend werden die kognitiven Beeinträchtigungen der primären Demenzsymptome aufgelistet, die Wettstein (1991, zit. nach Munder, 2000) als **„6A"** bezeichnet:

- Abstraktionsfähigkeit (Erkennen von Zusammenhängen ist gestört)
- Assessment (Beurteilungsfähigkeit ist gestört)
- Amnesie (Gedächtnis- und Orientierungsstörung)
- Aphasie (Sprachstörung)
- Apraxie (Handfertigkeitsstörung)
- Agnosie (Wiedererkennungsstörung)

Zu den sekundären Symptomen zählt Wettstein die Depression, Persönlichkeitsveränderungen, Apathie, Unkonzentriertheit, motorische Unruhe, Aggressivität, Perseveration (Wortwiederholungsstörung), Tag- und Nachtumkehr und die Pseudoinkontinenz. Diese werden als Reaktionsformen auf die primären Symptome gedeutet (Gruber, 2003). Schäffler und Menche (1999) beschreiben die Demenz als organisch bedingten fortschreitenden Verlust geistiger Fähigkeiten, einhergehend mit Gedächt-nis-, Wahrnehmungs- und Denkstörungen, Desorientiertheit sowie Persönlichkeitsveränderungen, was eine Betreuung von demenziell Erkrankten zu Hause beinahe unmöglich macht (Juraszovich, 1998; Oppikofer, Albrecht, Schelling & Wettstein, 2002; Schneider, 1991).

Die Inzidenzrate in Österreich für die Demenz vom Alzheimer-Typ wird für Männer auf 16,5/100.000 und für Frauen auf 28,2/100.000 geschätzt. Von der vaskulären Demenz sind mehr Männer betroffen. Auf 100.000 entfallen 13,4 Frauen und 25,1 Männer (Kytir et al., 2000). Soeder (2002) sieht die höhere Betroffenheit von Frauen durch die DAT als Folge der geringen Bildung, da nur für wenige der jetzt alten Frauen die Möglichkeit bestand, Schulbildung im Ausmaß der Männer zu erhalten. Die höhere Betroffenheit der Männer von der VAD geht u. a. aus denselben Risikofaktoren (Bluthochdruck und Diabetes) wie beim Schlaganfall hervor.

Die Gesamtprävalenz aller Demenzformen beträgt in Österreich ca. 4 % bei den 70 bis 74jährigen, 13 % bei den 80 bis 84jährigen und 35 % bei den über 95jährigen. Demnach nimmt die Demenzprävalenz mit höherem Alter zu (Hegerl, 2001). Katschnig und Mitarbeiter (2001) beschreiben die Zunahme von demenziell Erkrankten ausgehend von 1951. Damals betrug die absolute Zahl dementer alter Menschen (60+) 35.500. Im Jahr 2000 waren es bereits 90.500 und für das Jahr 2050 werden 233.800 Demente prognostiziert. Diesem enormen Anstieg und den damit verbundenen Behandlungs- und Betreuungskosten gilt es sozialpolitisch zu begegnen.

Eine Heilung der Demenz ist nach wie vor nicht möglich, wohl aber eine Krankheitsverzögerung bzw. eine Linderung. Die medikamentöse Behandlung erfolgt mittels Nootropika/Antidementiva, die direkt auf das Zentralnervensystem einwirken und somit die kognitiven Fähigkeiten positiv beeinflussen (Oswald, 2000). Eine ausführliche Darstellung der Wirkweisen dieser Medikamentengruppe kann an dieser Stelle nicht erfolgen, daher muss auf weiterführende Literatur verwiesen werden (Möller, Hampel & Padberg, 2001).

Neben der medikamentösen Therapie findet im Pflegeheimbereich die Validation nach Feil (2000) ihre Anwendung. Es handelt sich dabei um eine spezielle Technik des Pflegepersonals, die es erlaubt, einen verständnisvollen und verstehenden Zugang zu den dementen Menschen zu finden. Effektiv kann das Konzept nur bei demenzieller Erkrankung angewendet werden. Psychische Leiden und psychiatrische Erkrankungen sind davon ausgeschlossen. Da nicht alle Pflegepersonen in dieser Technik ausgebildet sind bzw. ein Validationsanwender nicht zu jeder Zeit im Heim und generell auch nicht in allen Heimen vorhanden ist, kommt nach Meinung der Verfasserin die Validation in der Praxis nur ungenügend zur Anwendung und beschränkt sich pro dementem Heimbewohner auf einige Minuten bzw. maximal zwei bis drei Stunden pro Woche. Sinnvoll kann diese Methode jedoch nur durch eine ständige und durchgehende Anwendung eingesetzt werden.

Abschließend soll darauf hingewiesen werden, dass die Erscheinungsformen der Demenz sehr vielfältig sind. Genauso wenig wie es den alten Menschen per se gibt, gibt es den demenziell Erkrankten. Die interindividuellen Erkenntnisse der differenziellen Gerontologie finden auch bei den dementen Menschen ihre Gültigkeit (Lehr & Thomae, 1987).

2.2.6 Depressionen

Depressionen zählen zu den häufigsten affektiven Störungen im Alter. Die Annahme, dass das Alter an sich und die damit verbundenen körperlichen und psychischen Veränderungen verantwortlich für die Ausbildung depressiver Störungen sind, entstammt einer vorurteilsbehafteten Einstellung gegenüber Alterungsprozessen und konnte nicht verifiziert werden (Lehr, 1991; Schneider, 1991). Dennoch kommen Depressionen bei alten Menschen vergleichsweise häufig vor. Die Vielfalt der verwendeten Erhebungsmethoden bringt es mit sich, dass es keine genauen Prävalenzzahlen gibt (Wernicke, Reischies & Linden, 2001). Zwischen 2 und 15 % der alten Menschen, die in Privathaushalten leben, weisen depressive Störungen auf. Bei institutionalisierten alten Menschen sind die Prävalenzen im Bereich von 7 bis 55 % angesiedelt (Helmchen, 1991 & Hänel, 1999, zit. nach Hirzel-Wille, 2002). Trotz der unterschiedlichen Angaben zur Prävalenz kann man davon ausgehen, dass Depressionen vor allem inneinstitutionär besonders häufig sind und fast ausschließlich medikamentös behandelt werden. In diesem Zusammenhang stellt sich auch die Frage, warum dieses Tätigkeitsfeld für Psychologen und Psychotherapeuten noch nicht ausreichend erschlossen werden konnte. Mit zunehmendem Alter ist ein Rückgang der Depressionen zu verzeichnen. Als Gründe dafür werden angeführt, dass mit steigendem Alter Depressionen von demenziellen Erkrankungen abgelöst werden bzw. Depressive öfter erkranken und früher sterben. 10 bis 15 % der Erkrankten sterben an Suizid (Hegerl, 2001).

Das Suizidrisiko dieser Personengruppe ist sehr hoch, bei alten Männern sogar viel höher als bei alten Frauen. Mit zunehmendem Alter steigt das Suizidrisiko an und erreicht bei Männern seinen Höhepunkt im Alter von 75 Jahren. Auf 100.000 Österreicher entfallen 100 Alterssuizide. Österreich weist generell eine hohe Suizidrate (32 Suizide bezogen auf 100.000 Einwohner) auf und liegt damit im Ländervergleich an vierter Stelle. Suizide bei Heimbewohnern kommen seltener vor, als bei privatlebenden alten Menschen u. a. deshalb, weil sie zum einen infolge körperlicher Beeinträchtigungen nicht durchgeführt werden können und weil zum anderen die Vitalfunktionen der Bewohner durch das Personal ständig überwacht werden (Erlemeier, 2002).

Ein Problem bei der Erfassung von Depression bei alten Menschen ergibt sich daraus, dass es nur wenige Erhebungsinstrumente gibt, die auf diese spezielle Personengruppe abgestimmt sind. Als Ausnahmen gelten die Geriatric Depression Scale (GDS) von Yesavage, Brink und Rose (1983) und das Beck`sche Depressionsinventar (Beck, 1978, zit. nach Zaudig, 2001). Die beiden Klassifikationssysteme ICD-10 (Dilling et al., 2000) und DSM-IV-TR (Saß et al., 2003) spezifizieren die Besonderheiten der Depression bei alten Menschen nicht näher. Depressionen sind durch psychische, psychomotorische und körperliche Symptome charakterisiert. Psychische Symptome resultieren aus der Hemmung von Wahrnehmung, Denken, Fühlen und Antrieb. Psychomotorische Symptome wechseln zwischen Hemmung, Ruhe, Angst und Agitation. Den körperlichen Symptomen kommt bei alten Menschen eine besondere Bedeutung zu, da diese häufig zur Somatisierung neigen. Aus diesem Grund spricht man hier auch von einer lavierten (aufgesetzten) Depression. In der Kohorte der jetzt alten Menschen werden psychische Probleme eher negiert und von körperlichen Symptomen überlagert.

Angst (1985, zit. nach Hirzel-Wille, 2002) unterscheidet elf Leitsymptome der Depression:
- freudlose, gedrückte Stimmung
- Interesselosigkeit
- verminderte Konzentrations- und Gedächtnisleistung
- Entscheidungsunfähigkeit, Grübelei
- Angst und innere Unruhe
- Müdigkeit und Energielosigkeit
- Schlafstörungen
- Appetitlosigkeit einhergehend mit Gewichtsverlust
- sexuelle Interesselosigkeit
- Druck- und Schweregefühl, Schmerzen
- vegetative Symptome wie Mundtrockenheit oder Verstopfung

Diese Symptome entsprechen den wichtigsten diagnostischen Kriterien für eine depressive Episode (ICD-10) bzw. der Major Depression (DSM-III-R) (Hirzel-Wille, 2002). Zaudig (2001) verweist darauf, dass den somatischen Leitsymptomen beim alten Menschen besondere Aufmerksamkeit geschenkt werden muss. Die Besonderheit dieser Erkrankung resultiert einerseits aus der Wechselwirkung zwischen physischen und psychischen Krankheiten, die nebeneinander bestehen bzw. sich gegenseitig provozieren können, und andererseits aus der Abgrenzung zur Demenz. Ein depressives Störungsbild kann als primäres Symptom im Anfangsstadium einer Demenz vorhanden sein. Eine differenzialdiagnostische Abklärung ist daher unumgänglich (Maercker, 2002).

Grond (1993) nimmt eine ursächliche Erklärung und Klassifikation der Entstehungsbedingungen der Depression bei alten Menschen vor. Nachfolgende Faktoren sind bei der Ausbildung dieser Erkrankung beteiligt:

- körperliche Faktoren wie genetische Prädisposition, pharmakogene Depression
- psychische Faktoren
  - Stress infolge belastender Lebensereignisse
  - lerntheoretischer Ansatz: Ausbleiben der positiven Verstärkung
  - kognitivorientierter Ansatz: selektive Wahrnehmung
  - tiefenpsychologischer Ansatz: Über-Ich drängt nach Perfektionismus
  - sinnorientierter Ansatz: Sinnlosigkeit infolge der Endlichkeit des Lebens
- interaktionelle Bedingungen: Kommunikation zwischen Personen mit einer Depression und Kontaktperson ist gestört
- institutionell bedingte oder „veranstaltete" Depression: kommt in Institutionen wie Altenwohn- oder Pflegeheimen sowie Krankenhäusern vor. Grond führt dazu aus, dass diese entsteht, weil Bewohner ihre Ressourcen und Verstärker wie Privatheit, Selbstbestimmung, Anerkennung, Kontakte und soziale Kompetenzen verlieren. Erwünschtes Verhalten wird kaum beachtet. Hilflosigkeit entsteht infolge von überfürsorglicher Pflege und Hoffnungslosigkeit, da das Heim die letzte Station im Leben ist (vgl. Grond, 2001, S. 36 ff.).

Depressionen bei alten Menschen sind schwere und oft auch lebensbedrohende Erkrankungen, die weder bagatellisiert noch übertherapiert werden sollten. Eine pharmakotherapeutische Behandlung mittels Antidepressiva ist erforderlich. Strikt beachtet werden muss die Dosierung, da sich aufgrund veränderter metabolischer Vorgänge die Wirkung bei alten Menschen anders als bei jüngeren entfaltet und es zu unerwünschten Wechselwirkungen zwischen unterschiedlichen Medikamenten kommen kann (Hegerl, 2001). Darüber hinaus sollte eine psychosoziale Begleitung nicht vernachlässigt werden.

In diesem Kapitel wurden die wichtigsten Krankheiten alter Menschen skizziert, die zu Hilfe- und Pflegebedürftigkeit führen. Das nächste Kapitel beinhaltet eine Begriffsdefinition und gibt einen Überblick zu den Unterstützungssystemen und den in diesem Bereich tätigen Berufsgruppen.

2.3 Pflegebedürftigkeit

Der überproportional gestiegene und in Zukunft weiter ansteigende Anteil an sehr alten Menschen (85+) in unserer Bevölkerung ist nicht gleichzusetzen mit einem gleich hohen Anstieg an Pflegebedürftigen (Baumann, Mitmansgruber, Thiele & Feichtinger, 2002), es lässt sich aber beobachten, dass mit zunehmendem Alter die Pflegebedürftigkeit rapide wächst (Badelt & Leichsenring, 2000). Verbunden mit Pflegebedürftigkeit ist die Abhängigkeit von anderen Menschen oder Institutionen. Pflegebedürftigkeit ist ein Konstrukt, das einen medizinisch-pflegerischen Sachverhalt darstellt, in dem der Spielraum für Handelnde eingeschränkt ist. Kuhlmery (1996) versteht unter Pflegebedürftigkeit einen Entwicklungsabschnitt chronischer Krankheiten, der in der Literatur als viertes Lebensalter bezeichnet wird (Kytir et al., 2000). Das Konstrukt der **Pflegebedürftigkeit** setzt sich aus **Hilfe- und Betreuungsbedürftigkeit** zusammen. Erst wenn beide Erfordernisse gegeben sind, besteht Pflegebedarf, dieser muss ein permanenter sein (Marin, 2000). Es reicht jedoch aus, wenn dieser mehrmals in der Woche gegeben ist bzw. zu bestimmten Jahreszeiten anfällt.

Mit **Betreuung** ist gemeint, dass Verrichtungen von anderen Personen (pflegende Angehörige oder Pflegepersonal) erledigt werden, die den persönlichen Lebensbereich (direkt am Körper selbst) betreffen.

Unter **Hilfe** versteht man die Durchführung von aufschiebbaren Tätigkeiten, die den sachlichen Lebensbereich Hilfebedürftiger anlangen und existenziell notwendig sind. Dabei werden fünf Arten von Hilfeverrichtungen unterschieden:

- Herbeischaffung von Nahrungsmitteln, Medikamenten und Bedarfsgütern
- Reinigung der Wohnung
- Versorgung der Wäsche
- Beheizung der Wohnung
- Sicherung der Mobilität (außerhalb der Wohnung)

(Clubmobil, 2003)

Pflegebedürftigkeit bzw. der Anspruch auf Pflegegeldleistung ist bei körperlicher, geistiger und/oder psychischer Beeinträchtigung bzw. infolge von Sinnesbehinderungen gegeben (Marin, 2000). Sie kann in allen Lebensphasen entstehen bzw. schon von Geburt an vorhanden sein, man spricht dabei vom so genannten „Finalitätsprinzip", das den Erhalt des Pflegegeldes gewährt, unabhängig vom Zustandekommen der Pflegebedürftigkeit (Sozialversicherungsanstalt der gewerblichen Wirtschaft, 2005). Die Ausführungen zur Pflegebedürftigkeit hier beschränken sich aufgrund des Forschungsinteresses auf die Betreuungs- und Hilfebedürftigkeit von alten Menschen.

Am 1. Juli 1993 trat das Bundes-Pflegegesetz in Kraft und ersetzte damit alle bis dahin existierenden Zulagen und Zuschüsse sowohl auf Bundes- als auch auf Länderebene, wie den Hilflosenzuschuss oder die Pflege- und Blindenzulagen. Mit dem Pflegegeldbezug wird versucht, pflegebedingte Mehraufwendungen pauschaliert abzugelten, nach dem Prinzip höhere Beeinträchtigungen verursachen höhere Kosten. In Bezug auf Pflegeleistungen erfolgt eine auf **Funktionseinbußen** oder **Diagnosen** basierende Einstufung in eine der sieben Pflegestufen und damit verbunden ist die Auszahlungshöhe des Pflegegeldes (Sozialversicherungsanstalt der gewerblichen Wirtschaft, 2005).

Bei der **funktionsbezogenen Einstufung** wird beurteilt, welche Tätigkeiten aufgrund der Behinderung nicht mehr möglich sind. Dazu werden standardisierte Instrumente wie die „Activity of Daily Living Scale (ADL-Skala)" von Lawton und Brody (1969) oder die „Nürnberger-Alters-Beobachtungsskala (NAB)" von Oswald und Fleischmann (1995) herangezogen. Die **diagnosebezogene Mindesteinstufung** wird z. B. bei Angewiesensein auf einen Rollstuhl oder bei hochgradiger Sehbehinderung eingesetzt. Bei gleichzeitigem Vorhandensein einer funktions- und diagnosebezogenen Einstufung wird die jeweils höhere berücksichtigt (Clubmobil, 2003). Tabelle 1 zeigt die Auflistung der sieben Pflegestufen. Eine Anpassung des Pflegegeldes wurde im Jahr 2004 erstmalig vorgenommen (Sozialversicherungsanstalt der gewerblichen Wirtschaft, 2005).

Pflegestufe	Höhe des monatlichen Pflegegeldes	Höhe des monatlichen Pflegebedarfs von mehr als...
1	€ 148,30	50 Stunden
2	€ 273,40	75 Stunden
3	€ 421,80	120 Stunden
4	€ 632,70	160 Stunden
5	€ 859,30	180 Stunden *
6	€ 1.171,70	180 Stunden *
7	€ 1.562,10	180 Stunden *

Tabelle 1: Pflegestufen

* Bei Pflegestufe 5 bis 7 müssen bestimmte Zusatzvoraussetzungen gegeben sein.

Pflegestufe 5:

Ein Pflegebedarf von mehr als 180 Stunden monatlich sowie ein außergewöhnlicher Pflegebedarf muss gegeben sein. Der Kontakt zu einer Pflegeperson muss in regelmäßigen Abständen erfolgen. Eine dauernde Anwesenheit ist nicht erforderlich, jedoch muss die Möglichkeit der Rufbereitschaft vorhanden sein.

Pflegestufe 6:
Es besteht ein Pflegebedarf von mehr als 180 Stunden monatlich, außerdem müssen zeitlich unkoordinierbare Betreuungsmaßnahmen bei Tag und Nacht durchgeführt werden, was die ständige Anwesenheit einer Pflegeperson erforderlich macht.

Pflegestufe 7:
Ein Pflegebedarf von mehr als 180 Stunden monatlich und die Unmöglichkeit alle vier Extremitäten zielgerichtet zu bewegen, müssen gegeben sein, wobei dieser Zustand als gleich bleibend und anhaltend diagnostiziert sein muss.

Im Oktober 2003 gab es in Österreich 334.374 Pflegegeldbezieher auf Bundes- und Länderebene (Clubmobil, 2003). Im Jahr 2041 sollen es 634.000 sein (Kopatsch, 2003). Daraus ergeben sich versorgungspolitische Problemstellungen, denen entsprechend begegnet werden muss. Allerdings lässt sich unter Zuhilfenahme von Verwaltungsdaten wie den ausbezahlten Pflegegeldern, nicht das tatsächliche Ausmaß von Hilfebedürftigkeit innerhalb der Bevölkerung eruieren, da die Erfassung erst ab einem Pflegebedarf von monatlich mehr als 50 Stunden lt. Pflegegeldgesetz möglich ist. Eine andere Möglichkeit, wie sie u. a. bei der Mikrozensuserhebung gemacht wird, ist die direkte Befragung der Menschen (self-reported) zu Funktionseinbußen. Aber auch diese Methode besitzt Vor- und Nachteile, wie die Gefahr der subjektiven Verzerrung (Badelt & Leichsenring, 2000).

Trotz derzeit verstärkter Thematisierung von Pflegebedürftigkeit kann davon ausgegangen werden, im Alter relativ lange selbstständig bleiben zu können. Studien belegen, dass rund zwei Drittel der über 60jährigen keinen Pflegebedarf aufweisen, ca. ein Viertel hilfebedürftig bis leicht pflegebedürftig ist und für etwa 6 % Pflegebedürftigkeit besteht (Kopatsch, 2003; Linden, 2002). Türk (1998, zit. nach Badelt & Leichsenring, 2000) stellte fest, dass nur rund 15 % der 60 bis 64jährigen betreuungsbedürftig sind, aber fast 82 % der Hochaltrigen (85+). Diese Studie belegt eindeutig, dass das Risiko hilfs- und pflegebedürftig zu werden, mit zunehmendem Alter stark ansteigt.

2.3.1 Unterstützungssysteme für Pflegebedürftige

2.3.1.1 Informelles Unterstützungssystem

Nach wie vor kommt der Familie eine vorrangige Stellung zu, wenn es darum geht, alte und kranke Angehörige zu pflegen. Daran haben auch veränderte Gesellschaftsbedingungen nichts gravierend geändert (Badelt & Leichsenring, 2000). Wie bereits beschrieben, führte die Einführung des Pflegegeldes im Jahr 1993 dazu, dass die Pflege beeinträchtigter Angehöriger im Familienkreis wieder attraktiver wurde. Vom sozialpolitischen Standpunkt her, der die Lösung des Pflegeproblems im Kompetenzbereich der Familien sieht, also eine durchaus wünschenswerte Entwicklung (Knight, Robinson & Satre, 2002).

Die soziale Erwünschtheit einer familiären Pflege wird durch eine Studie von Majce (2000) bestätigt, in der 61 % der befragten Vorarlberger und Tiroler sich dafür aussprachen, dass die Pflege von den Kindern übernommen werden sollte. 56 % der befragten Salzburger und Oberösterreicher, 55 % der Steirer und Kärntner sowie 51 % der Niederösterreicher und Burgenländer waren ebenfalls dieser Meinung. Allerdings vertraten nur 27 % der befragten Wiener diese Ansicht. Die Pflegeleistungen selbst werden überwiegend von weiblichen Familienmitgliedern ausgeführt (Ehefrauen, Töchter und Schwiegertöchter), wobei Mütter eher als Väter gepflegt werden. Die Übernahme von Pflegetätigkeiten wird von der Wohngegend mitbestimmt. Sie ist am Land größer als in den Städten. Zusätzliche Hilfestellungen seitens der Nachbarschaft kommen zwar vor, jedoch nur im geringen Ausmaß (Thomae, 1988), und substituieren nur in seltenen Fällen familiäre Unterstützung, und zwar dann, wenn keine Familienangehörigen zur Verfügung stehen (Backes & Clemens, 1998).

7 % der erwachsenen Bevölkerung üben pflegerische Tätigkeiten für andere Personen aus. Zwei Drittel davon verrichten diese Tätigkeiten schon seit mehr als drei Jahren, ein weiteres Fünftel seit mindestens einem Jahr (Majce, 2000). Das Verbleiben von Pflegebedürftigen in der gewohnten Umgebung trägt wesentlich zum Wohlbefinden dieser bei, damit verbunden sind aber oft psychische, physische und soziale Belastungen der Pflegepersonen. Spezielles Augenmerk liegt hierbei auf der psychischen Belastungskomponente, die u. a. aus einem starken Mitleiden mit dem kranken Angehörigen resultiert, der Einschränkung der eigenen Freizeit sowie Konflikten, die aus der Betreuungssituation entstehen. Badelt und Leichsenring (2000) fanden heraus, dass zwar 68,5 % der hilfs- und betreuungsbedürftigen alten Menschen von ihren Angehörigen gepflegt werden, es aber immerhin 13,5 % gibt, um die sich niemand kümmert.

Der Bedarf an Pflegeleistungen wird sich in Zukunft erhöhen, einerseits durch die steigende Zahl Hochbetagter und andererseits durch den Rückgang des "Töchterpflegepotenzials“ (Frauen zwischen 45 und 59 Jahren) (Pientka, 1999), aufgrund von geänderten Lebensstilen sowie infolge verringerter Fertilität und damit verbunden dem Wegfall der Kindergeneration (Backes & Clemens, 1998). Resultierend daraus wird es zu einer stärkeren Inanspruchnahme des formellen und institutionellen Unterstützungssystems kommen müssen (Blaumeiser & Klie, 2002).

2.3.1.2 Formelles Unterstützungssystem

Zum formellen Unterstützungssystem, welches auch unter dem Begriff der offenen Altenhilfe bekannt ist, gehören die mobilen sozialen Dienste, die eine Ergänzung zu den Hilfe- und Pflegeleistungen des informellen Systems darstellen oder dieses ganz ersetzen. Bezug nehmend auf die eigene Studie, die im dritten Teil vorgestellt wird, erfolgt die Auflistung der mobilen Dienste sowie deren Leistungen für das Bundesland Kärnten, wobei anzumerken ist, dass zwischen den einzelnen Ländern nicht allzu große Unterschiede bestehen.

Im Jahr 1981 übertrug das Land Kärnten als Träger der sozialen Dienste die Organisation der Heim- und Altenhilfe sowie der Hauskrankenpflege an die Arbeitsvereinigung der Sozialhilfeverbände (AvS) (Fischer, Scholta, Dunkl & Wiesbauer, 1990). Bei den Anbietern überwiegt nach wie vor die öffentliche Trägerschaft, kommerzielle Anbieter und freie, gemeinnützige Träger sind in der Minderheit (Badelt & Leichsenring, 2000). Eine Vielfalt unter den Anbietern ist von Gesetzes wegen erwünscht, um den alten Menschen Wahlfreiheit zu gewähren. Im Jahr 1993 wurden in allen Bezirksstädten sowie für Klagenfurt Land und Villach Land eigene Sozial- und Gesundheitssprengel eingerichtet, die als Koordinationsstelle fungieren, um einen Überblick über die Anbieter mobiler sozialer Dienste zu verschaffen.

„Durch die Bildung der Sozial- und Gesundheitssprengel soll eine flächendeckende, koordinierte und am Bedarf orientierte Betreuung mit sozialen Diensten gewährleistet, Transparenz beim Leistungsangebot geschaffen und ein rascher Zugang zu den sozialen Diensten ermöglicht werden. Durch die Koordinierung von sozialen Diensten soll unter besonderer Bedachtnahme auf die Gesundheitsvorsorge und die Gesundheitsförderung auch sichergestellt werden, dass die betreuten Personen so lange als möglich in ihrer gewohnten Umgebung ein selbstbestimmtes Leben führen können“ (Landesgesetzblatt, 23.04.1996 § 31).

Nachfolgend eine Auflistung derjenigen Organisationen, die in Kärnten ihre Dienste im Bereich der mobilen Altenhilfe zur Verfügung stellen, wobei nur die bekanntesten genannt werden.

- Arbeitsvereinigung der Sozialhilfeverbände (AvS)
- Hauskrankenhilfe
- Kärntner Caritasverband
- Kärntner Hilfswerk
- Sozialhilfe Kärntner Frauen u. a.

Angebotene Dienste sind u. a.:

- Fachmedizinische Pflege
- Pflegehilfe (Altenfachbetreuung)
- Heimhilfe (Weiterführung des Haushaltes)
- Medikamententransport
- Beratung von Patienten und Angehörigen
- Behördenwege
- Krisenberatung
- Koordination von Hilfsangeboten
- Seniorenturnen
- diverse Hilfsleistungen

(Amt der Kärntner Landesregierung, 2003b)

Die Pflege zu Hause ist wesentlich günstiger als institutionelle Pflege, jedoch nützt in Kärnten nur ein Drittel der Pflegegeldbezieher Leistungen der ambulanten Dienste (Badelt & Leichsenring, 2000). Majce (2000) zufolge sind 47 % der befragten Wiener für den Ausbau der Sozialdienste. 33 % der befragten Niederösterreicher und Burgenländer sowie 30 % der befragten Steirer und Kärntner schließen sich dieser Meinung an. Lediglich 24 % der befragten Oberösterreicher, Salzburger, Tiroler und Vorarlberger vertreten diese Ansicht. Dadurch wird einmal mehr die große Bedeutung der Familie als erste Betreuungsinstanz unterstrichen. Dennoch sollte zur Unterstützung von pflegenden Angehörigen vermehrt auf die Angebote der mobilen sozialen Dienste zurückgegriffen werden.

2.3.1.3 Institutionelles Unterstützungssystem

Zum institutionellen Unterstützungssystem zählen Altenwohnheime, Altenheime und Pflegeheime sowie Krankenanstalten für chronisch Kranke. Hönigsperger (1999) spricht von rund 65.000 alten Menschen, die in Österreich in Heimen untergebracht sind, das sind 3,8 % der über 60jährigen Bevölkerung. Bickel und Jäger (1986) weisen darauf hin, dass die Inanspruchnahme von Heimen unterschätzt wird, wenn man die Gesamtzahl der alten Menschen als Rechengrundlage verwendet, da die Institutionalisierungsquote mit zunehmendem Alter höher wird. In ihrer Untersuchung stellten sie fest, dass rund 20 % der alten Menschen in Institutionen sterben. Aus diesem Grund ist es sinnvoller die Sterbedaten heranzuziehen, um realitätsgetreue Aussagen vornehmen zu können. Für die Zukunft wird eine Zunahme der Institutionalisierungszahlen prognostiziert, da es infolge eines Anstiegs Pflegebedürftiger und aufgrund fehlender sozialer Netze vermehrt zu Heimunterbringungen kommen wird (Backes & Clemens, 1998).

Die Institutionalisierung von alten und kranken Menschen ist kein neu entstandenes Phänomen unserer Zeit, sondern geht zurück auf das 4. Jahrhundert. Schon damals errichteten christliche Mönche Krankenanstalten, die als Vorläufer der heutigen Altenheime betrachtet werden können (Jetter, 1986; zit. nach Belardi & Fisch, 1999). Im frühen Mittelalter wurde die Vorrangstellung der Mönche im Hospitalswesen von den Gemeinden abgelöst. Nunmehr nahmen sich sowohl Klöster als auch Gemeinden der Armen und Alten an. Im 14. und 15. Jahrhundert wurden einige Hospitäler zu so genannten Pfründnerhäusern (Altersheime) umfunktioniert, in die sich reiche Bürger einkaufen konnten. Weiters wurden in dieser Zeit mittelalterliche Spitäler in Armenhäuser für Hilfebedürftige jeder Art umgewandelt (Baumgartl, 1997). Sterbende und Siechende wurden in Siechenhäuser vor den Stadtmauern angesiedelt (Belardi & Fisch, 1999).

Kondratowitz (1990, zit. nach Baumgartl, 1997) beschreibt, dass sich die heutigen Pflegeheime aus den Siechenhäusern und Gebrechlichenheimen entwickelt haben, deren Vorläufer die mittelalterlichen Spitäler waren. Aus den Pfründnerhäusern entstanden unsere heutigen Altenwohnheime. Die damaligen öffentlichen Pflegeanstalten und Armenhäuser bilden die Grundlage unserer heutigen Altersheime. Die Einteilung der Heime in diese drei Kategorien (Wohnheime, Altenheime und Pflegeheime) ist innerhalb der Fachliteratur weit verbreitet (Backes & Clemens, 1998; Feuerstein & Havel, 2000; Lehr, 1991; Saup, 1990; Tews, 1974), allerdings kommen in der Realität eher Mischformen vor. Eine trennscharfe Unterteilung ist nicht immer möglich, daher soll zur besseren Verständlichkeit zur Erklärung der einzelnen Unterbringungsformen die vorhandene Kategorisierung hier beibehalten werden.

Altenwohnheim (Pensionistenwohnheim, Seniorenresidenz)

Hierbei handelt es sich um altersgerechte Kleinwohnungen für ältere Menschen, die zu einer selbstständigen Haushalts- und Lebensführung in der Lage sind. Die Ausstattung der Wohnung mit eigenen Möbeln ist erwünscht. In ein Altenwohnheim ziehen rüstige Senioren ohne Hilfe- und Betreuungsbedürftigkeit. Im Laufe der Jahre werden die einst rüstigen Bewohner zunehmend pflegebedürftig. Eine Übersiedelung wird notwendig oder das Altenwohnheim wird von den Heimbetreibern in ein Altenheim umfunktioniert (Saup, 1990).

Altenheim (Pensionistenheim, Seniorenheim)

In Altenheimen werden rüstigen alten Menschen bzw. solchen mit geringem Pflegebedarf (Pflegestufe 1 und 2) Garçonnièren oder Einzelzimmer auf Mietbasis zur Verfügung gestellt (Fischer et al., 1990). Dienstleistungen zur Bewältigung des täglichen Lebens sowie soziale Betreuung werden angeboten (Marin, 2000). Die Ausstattung mit Privatmöbeln ist möglich.

Pflegeheim (Altenpflegeheim)

Die Unterbringung der pflegebedürftigen (alten) Menschen (ab Pflegestufe 3) erfolgt überwiegend in Doppelzimmern. Unterbringungen in Einzel- bzw. Mehrbettzimmern bilden die Ausnahme. Umfassende Pflege, Betreuung und Versorgung sind gegeben (Marin, 2000; Saup, 1990; Tews, 1974). Die Mitnahme von privaten Möbeln ist in seltenen Fällen möglich. Generell können nur wenige persönliche Dinge mitgenommen werden. *„In Seniorenwohnhäusern und Pflegeheimen ist noch immer eine umgekehrte Proportionalität zwischen Selbstständigkeit der Bewohner und Betreuungsangebot festzustellen. Hohes selbstständiges Wohnen ist gekoppelt mit geringer Betreuung, hohe Betreuung ist gekoppelt mit wenig Wohnen, d. h. der individuelle Wohnbereich wird kleiner und ist im Mehrbettzimmer nicht mehr vorhanden"* (Feuerstein & Havel, 2000).

Die eingangs erwähnten 65.000 Menschen leben in 700 Einrichtungen in ganz Österreich. Das Geriatriezentrum am Wienerwald, welches ca. 1.800 Patienten Platz bietet, ist das größte in Europa. Dennoch waren in unserem Land nie mehr als 4 % der alten Menschen institutionalisiert. Im Gegensatz dazu stehen die nordischen Länder und auch die Niederlande mit einer Unterbringungsquote von ca. 10 % (Feuerstein & Havel, 2000).

Seitens der Sozialpolitik besteht das Bestreben, welches sich auch mit dem Wunsch der alten Menschen deckt, Pflege zu Hause zu ermöglichen, da Heim- und insbesondere Pflegeplätze sehr teuer sind (Vogt, 2005). Die Unterbringungskosten in einem Wohnheim liegen ungefähr bei € 800,-- bis 1.000,-- pro Monat. In einem Pflegeheim werden für Versorgung und Pflege zwischen € 1.300,-- bis 1.500,-- plus Pflegegeld eingehoben. Bei den angegebenen Preisen handelt es sich lediglich um Richtwerte. Die Kosten sind vom Heimbetreiber (öffentlich oder privat) und vom individuellen Versorgungsgrad abhängig. Zur Kostendeckung wird die Pension (20 % verbleiben den alten Menschen), das Pflegegeld bzw. das Privatvermögen herangezogen. Reicht dies dennoch nicht aus, kann beim zuständigen Sozialhilfeträger (Bezirkshauptmannschaft oder Magistrat) Sozialhilfe beantragt werden. Zusätzliche Kosten können noch anfallen z. B. für Friseur, Fußpflege, Ausflüge, Gruppenaktivitäten, Massagen, Magnetfeldtherapie usw. (Bundesministerium für Sicherheit, Generationen und Konsumentenschutz, 2003).

Im Bundesland Kärnten gibt es ca. 2.800 Pflegebetten und 1.200 Wohnplätze (Badelt & Leichsenring, 2000). Auch hier können keine endgültigen Zahlen genannt werden, da erst vor kurzem neue Heime fertig gestellt wurden bzw. andere vor der Fertigstellung stehen. Heime können sowohl von öffentlicher Seite her betrieben werden als auch von privater sowie von karitativen und gemeinnützigen Vereinen (Fischer et al., 1990; Marin, 2000). Heimen begegnet man in Österreich an den verschiedensten Standorten, abgeschieden am Land, zentral gelegen innerhalb der Städte oder am Stadtrand. Diese unterschiedliche Platzierung der Heime resultiert einerseits aus dem Bestreben einer flächendeckenden institutionellen Versorgung, andererseits spiegelt der Heimstandort die gesellschaftliche Sichtweise zum Zeitpunkt der Errichtung des Heimes wider (Lehr, 1991). Sowohl ländliche als auch städtische Heimlagen weisen Vor- und Nachteile auf, die es vor der Übersiedlung abzuwägen gilt.

In den letzten Jahren zeichneten sich in den institutionellen Unterbringungsformen Veränderungen ab, die für die Zukunft der Altenbetreuung richtungsweisend sind. So stehen derzeit in Österreich rund 500 Heimplätze für eine Kurzzeitpflege zur Verfügung, die von pflegenden Angehörigen beansprucht werden können, wenn diese z. B. auf Urlaub fahren möchten. Weiters existieren 600 bis 700 Tagespflegeplätze für betreuungsbedürftige Menschen, die tagsüber in solchen Einrichtungen verbleiben können und abends wieder in ihren Familienkreis zurückkehren. Damit erhalten pflegende Angehörige die Möglichkeit der Entlastung oder einem Beruf nachzugehen (Badelt & Leichsenring, 2000). Abschließend soll noch auf die neuen Wohnformen aufmerksam gemacht werden, die unter den Begriffen „Betreutes Wohnen“, „Betreubares Wohnen“, „Integriertes Wohnen“ oder „Seniorenwohngemeinschaften“ sowohl im In- als auch im Ausland im Entstehen sind. In allen diesen Wohnformen soll den alten Menschen ein individuelles Leben auf dem Hintergrund von Hilfe- und Pflegebedürftigkeit ermöglicht werden (Mahidi, 2000).

Trotz veränderter Familienbeziehungen kommt den engsten Angehörigen nach wie vor eine primäre Stellung zu, wenn es um die Betreuung und Pflege von kranken und alten Angehörigen geht. Die Unterbringung in Institutionen wird in Zukunft infolge unterschiedlichster Gründe ansteigen. Die Hauptlast wird weiter von Angehörigen getragen werden müssen, aufgrund der teuren Heimaufenthaltskosten wird gesellschaftspolitisch kein anderes Versorgungssystem leistbar sein. Die Ausübung von Pflegetätigkeiten geht oftmals an die physischen und psychischen Grenzen der Betreuungspersonen. In Zukunft sollte daher darauf geachtet werden, dass diese verstärkt auf die mobilen sozialen Dienste zurückgreifen, um sich selbst durch die Inanspruchnahme von ausgebildetem Fachpersonal ein wenig entlasten zu können.

2.3.1.4 Pflege- und Betreuungspersonal

Da im Laufe dieser Arbeit des Öfteren der Terminus Pflegepersonal im Allgemeinen verwendet wurde, soll hier in aller Kürze eine Darstellung jener Berufsgruppen aus dem Gesundheitsbereich erfolgen, die für die Pflege und Unterstützung alter Menschen zuständig sind. Ziel ist es nicht eine vollständige Darstellung zu liefern und auf neuere Entwicklungen in Aus- und Weiterbildung einzugehen (Janig, 2002), sondern lediglich einen groben Überblick zu vermitteln. Aus diesem Grund kann auch nicht auf berufsgruppenspezifische Probleme eingegangen werden, die u. a. durch eine mangelnde Anerkennung in der Gesellschaft selbst, schwierigen Arbeitsbedingungen und zum Teil infolge einer fehlenden gesetzlichen Verankerung zu Stande kommen.

Diplomiertes Pflegepersonal

Der gehobene Dienst für Gesundheits- und Krankenpflege umfasst die Pflege und Betreuung von Menschen aller Altersstufen bei körperlichen und psychischen Erkrankungen, die Pflege und Betreuung behinderter Menschen, Schwerkranker und Sterbender sowie die pflegerische Mitwirkung an der Rehabilitation, der primären Gesundheitsversorgung, der Förderung der Gesundheit und der Verhütung von Krankheiten im intra- und extramuralen Bereich. Die Ausbildung erfolgt in einem Zeitraum von drei Jahren. Der Aufgabenbereich der diplomierten Pflegepersonen ist je nach dem Grad der Eigenständigkeit in der Anordnung und Durchführung der Maßnahmen in drei Gruppen geteilt: eigenverantwortlicher, mitverantwortlicher und interdisziplinärer Aufgabenbereich.

Dem **eigenverantwortlichen Aufgabenbereich** ist die Erstellung der Pflegeanamnese, Pflegediagnose, Planen der Pflege, Pflegeevaluation, Information über Krankheitsvorbeugung und Anwendung von gesundheitsfördernden Maßnahmen, psychosoziale Betreuung der Patienten, Dokumentation des Pflegeprozesses, Organisation der Pflege, Anleitung und Überwachung des Hilfspersonals, Anleitung und Begleitung von Auszubildenden sowie die Mitwirkung an der Pflegeforschung zuzuordnen. **Mitverantwortlichkeit** liegt bei diagnostischen und therapeutischen Verrichtungen auf ärztliche Anordnung vor, wobei die Durchführungsverantwortung die diplomierte Pflegeperson trägt. Im **interdisziplinären Aufgabenbereich** besitzt sie das Mitentscheidungsrecht und trägt auch hier die Durchführungsverantwortung (Weiss-Faßbinder, 2004).

Pflegehelfer

Die Grundausbildung zum Pflegehelfer, welche ein Jahr (1600 Stunden inkl. Praktika) dauert, umfasst die Betreuung pflegebedürftiger Menschen zur Unterstützung von Angehörigen des gehobenen Dienstes für Gesundheits- und Krankenpflege sowie von Ärzten (Gesundheits- und Krankenpflegeschulen, 2003)

Altenfachbetreuer

Der Aufgaben- und Tätigkeitsbereich gliedert sich in einen eigenverantwortlichen und einen mitverantwortlichen Bereich. Der **mitverantwortliche Bereich** betrifft die pflegerischen Befugnisse nach dem Gesunden- und Krankenpflegegesetz (GuKG), die die Altenfachbetreuer aufgrund ihrer Pflegehilfe-Ausbildung haben. Der **eigenverantwortliche Bereich** besteht in der möglichst umfassenden Begleitung, Unterstützung und Betreuung älterer Menschen, einzeln oder in Gruppen, abgestimmt auf ihren Bedarf, gestützt auf wissenschaftliche Erkenntnisse. Der Altenfachbetreuer wurde zum Zeitpunkt der Recherchetätigkeit als eigenständiger Beruf nur in Oberösterreich, Niederösterreich und der Steiermark anerkannt. In den anderen Bundesländern werden sie als Pflegehelfer angestellt. Laufende Verhandlungen mit der Kärntner Landesregierung lassen darauf hoffen, dass eine Umgestaltung der Ausbildung in Zukunft eine berufliche Verankerung mit sich bringen wird. Die Ausbildung dauert zwei Jahre bzw. berufsbegleitend drei Jahre.

Die Tätigkeiten umfassen:

- Präventive, unterstützende, aktivierende, reaktivierende, beratende, organisatorische und administrative Maßnahmen zur täglichen Lebensbewältigung.
- Eingehen auf körperliche, seelische, soziale und geistige Bedürfnisse und Ressourcen.
- Hilfestellung zur Wiederherstellung, Erhaltung und Förderung von Fähigkeiten für ein möglichst selbstständiges Leben im Alter.
- Individuelle Begleitung bei der Sinnfindung und Neuorientierung in der Lebensphase Alter.
- Unterstützung bei der psychosozialen Bewältigung von Krisensituationen.
- Entlastung, Begleitung und Anleitung von Angehörigen und Laienhelfern.
- Begleitung von Sterbenden und deren Angehörigen.
  (Fachschule für Sozialberufe II des Kärntner Caritasverbandes, 2003)

Heimhilfe

Das Berufsbild der Heimhilfe umfasst jenen Teil in der Betreuung von hilfe- und pflegebedürftigen alten Menschen, der nicht den Pflegeberufen oder sonstigen Vertretern der Gesundheitsberufe vorbehalten ist. Im Sinn einer Hilfe zur Selbsthilfe unterstützt der Heimhelfer beeinträchtigte Menschen in der Haushaltsführung und in der Verrichtung von Aktivitäten des täglichen Lebens. Die Ausbildung umfasst 120 Stunden (Gatterer, 2003; Landesgesetzblatt für Wien, 2003).

Weitere Berufsgruppen

Im unterschiedlichen Ausmaß kommen noch andere Berufsgruppen zum Einsatz, welche mit hilfe- und pflegebedürftigen Menschen arbeiten. Vertreter dieser Berufsstände sind nach Einschätzung der Verfasserin vorwiegend in Institutionen tätig. Dazu zählen: Ärzte, Physiotherapeuten, Logopäden, Psychotherapeuten, Psychologen, Ergotherapeuten, Sozialarbeiter etc.

Anzumerken ist, dass die Schwerpunktlegung auf somatische Erkrankungen im Bereich der Diagnose und Behandlung im Bereich der Pflege ihre Fortsetzung findet. Gut gemeinte Ausbildungscurricula, die eine psychosoziale Betreuung physisch und psychisch beeinträchtigter Menschen vorsehen, können in der Praxis infolge Zeitmangels nicht umgesetzt werden. Von der Möglichkeit, qualifizierten Psychologen und Psychotherapeuten in Institutionen bzw. auch im Privatbereich von Pflegebedürftigen und pflegenden Angehörigen ein Tätigkeitsfeld einzuräumen, wird nur sehr spärlich Gebrauch gemacht, eine Förderung seitens des Gesetzgebers erfolgt nur unzureichend. Dabei könnten gerade diese Berufsgruppen einen wesentlichen Beitrag leisten, um Belastungssituationen von Pflegepersonen und Pflegebedürftigen aufzufangen und Interventionen zum Erhalt und zur Erhöhung des subjektiven Wohlbefindens setzen.

Bezug genommen werden soll auf das im Jahr 2003 in Kärnten begonnene Projekt der psychosozialen Begleiter (pro mente, 2003), das grundsätzlich eine arbeitsmarktpolitisch löbliche Initiative darstellt, um Langzeitarbeitslosen, die eine psychische Erkrankung überwunden haben, ein neues Tätigkeitsfeld zu geben, indem sie die psychosoziale Begleitung von Heimbewohnern übernehmen. Die Frage nach dem Wert psychischer Gesundheit bzw. Krankheit beantwortet sich hiermit von alleine. Laien in einem Bereich arbeiten zu lassen, in dem sich die Profession selbst noch nicht etablieren konnte, erscheint unverantwortlich und ignorant. Die Behandlung psychischer Leiden und psychiatrischer Erkrankungen mittels Medikamenten und gegebenenfalls mit Laienhelfern ist kostengünstig und gesellschaftlich akzeptiert. Von Badelt und Leichsenring (2000) wird betont, dass der Ehrenamtlichkeit im Bereich der sozialen Dienste, zu denen die Pflege und Betreuung von alten Menschen zählt, eine große Bedeutung zukommt, wobei eine Klärung der Zuständigkeitsgrenzen zwischen Laien und Professionellen unumgänglich ist. Ohne Laiensystem könnte die Versorgung von alten Menschen in unserem Land nicht gewährleistet werden. Ohne Professionelle kann es aber auch keine Laien geben.

Am Schluss dieser Ausführungen soll nochmals die Bedeutung pflegerischer und betreuerischer Tätigkeiten unterstrichen werden. Fehlende gesellschaftliche Anerkennung sowie der Einsatz von „unqualifiziertem“ Personal wirken sich negativ auf die Arbeitszufriedenheit und -qualität aus und damit auf die Versorgung hilfebedürftiger Menschen, an deren Stelle wir uns selbst in (naher oder ferner) Zukunft befinden werden. Um ein Pflegeszenario, wie es Gronemeyer (1990) beschrieben hat, nicht entstehen zu lassen, besteht seitens der Verantwortlichen unmittelbarer Handlungsbedarf.

2.4 Institutionalisierung

Der Umzug in ein Senioren- oder Pflegeheim resultiert aus erheblichen Funktionseinbußen sowohl im physischen als auch im psychischen Bereich und der Unmöglichkeit informeller und formeller Unterstützungssysteme, einen Pflege- und Betreuungsbedarf in den eigenen vier Wänden sicherzustellen (Brandt, 1987; Tews, 1974). Gemäß dem Sprichwort „Einen alten Baum darf man nicht verpflanzen"! (Saup, 2003) empfinden viele Heimbewohner ihren Umzug als Belastung und Überforderung. Oftmals fehlen dem neuen Heimbewohner Ressourcen und Hilfestellungen, um dieser Situation geeignet begegnen zu können. In der Literatur wird der Heimeinzug deshalb als kritisches Lebensereignis gewertet, welches negative Auswirkungen auf die psychische Befindlichkeit mit sich bringen kann (Backes & Clemens, 1998; Baumann et al. 2002; Mitmansgruber, Baumann, Feichtinger & Thiele, 2003). Auf diese negativen Auswirkungen wird im Laufe dieses Kapitels näher eingegangen.

Zuerst soll jedoch die Situation vor einem Heimeintritt dargestellt werden. Obwohl sich die Heimlandschaft (Munder, 1997) und damit die Heimkultur in den letzen Jahren stark verändert hat (Belardi & Fisch, 1999; Dieck, 1994; Lehr 1970, zit. nach Tews, 1974), beurteilt der Großteil der alten Menschen ein Heimleben eher negativ. Die Angst vor Aufgabe der Individualität und Privatheit (Harris, Klie & Ramin, 1995) sowie die Angst vor dem Abhängig- und Angewiesensein im Falle der Pflegebedürftigkeit (Gronemeyer, 1990) bewirkt und verstärkt die ablehnende Haltung. Medienberichte, die auf Missstände hinweisen und medienwirksame Einzelfälle aufgreifen, tragen zu einer Verschlechterung der öffentlichen Stimmung gegenüber einem Heimleben bei (Backes & Clemens, 1998; Hirsch & Kastner, 2004). Männer schreckt am Heimleben vor allem die Reglementierung und Strukturierung des Alltags ab. Sie befürchten, ihre persönliche Freiheit zu verlieren. Frauen bereitet der Gedanke an einen Massenbetrieb Unbehagen (Langerhans, 1989; Lehr, 1991). Die Einstellung gegenüber dem Heimleben verändert sich, sobald den Bewohnern die Eingewöhnung geglückt ist. Das Ergebnis einer Studie von Lehr (1970, zit. nach Tews, 1974) in Bezug auf die Unterbringungswünsche im Heim zeigt, dass privatlebende alte Menschen ein Einzelzimmer bevorzugen, während Heimbewohner sich durchaus vorstellen können in einem Zweibettzimmer untergebracht zu werden. Privatlebende empfinden das Essen in einem Gemeinschaftsspeisesaal als unangenehm, Heimbewohner erleben dies als Möglichkeit zur Kontaktaufnahme. Nicht-Heimbewohner würden einem Heim am Stadtrand den Vorrang geben, und Heimbewohner finden es besonders attraktiv, wenn ihr Heim in Zentrumsnähe liegt. Lehr folgert daraus, dass es das ideale Heim nicht geben kann.

Der Entschluss in ein Heim zu ziehen, wird von den meisten alten Menschen nicht in vorausschauender Weise ins Auge gefasst, da sie aus verständlichen Gründen so lange wie möglich zu Hause wohnen bleiben möchten. Die zentrale Bedeutung, die das Wohnen für alte Menschen besitzt, wurde von Saup (1990, 2000, 2003) und Marx (1991) ausführlich beschrieben. Vor allem der Einzug in ein Pflegeheim erfolgt in den meisten Fällen relativ plötzlich, da Pflegebedürftigkeit, z. B. resultierend aus einem Sturz, praktisch über Nacht entstehen kann und raschen Handlungsbedarf verlangt, der zumeist durch eine große Involviertheit fremder Personen gekennzeichnet ist (Bauer-Söllner, 1997; Saup, 1990; Wahl & Reichert, 1994). So ist es auch nicht verwunderlich, dass viele Pflegeheimbewohner direkt vom Krankenhaus ins Pflegeheim kommen und keine Möglichkeit hatten, ihren Haushalt selbst aufzulösen oder zu entscheiden, welche Gegenstände sie ins Heim mitnehmen möchten.

Eine Berliner Studie ergab, dass die Hälfte von 907 neu übersiedelten Altenheimbewohnern, durchgeführt von Lehmkuhl, Bosch und Stinhart (1986), direkt von der eigenen Wohnung ins Heim kam, ein Drittel über das Krankenhaus, und ca. 10 % kamen über psychiatrische Einrichtungen. Generell gelangen Altenheimbewohner zu 88 % von der eigenen Wohnung in die Institution. Im Gegensatz dazu jedoch nur 20 % der Pflegeheimbewohner. Alte Menschen, die direkt vom Krankenhaus ins Heim kommen, haben weder die Gelegenheit sich auf den bevorstehenden Umzug ausreichend einzustellen, noch die Möglichkeit ein Heim auszuwählen.

Der Einzug in ein Seniorenheim kommt nicht infolge von Pflegebedürftigkeit zu Stande, sondern resultiert aus Überlegungen zur selbstständigen Haushaltsführung. Die Annahme, dass ein Leben in der Institution mit Erleichterungen verbunden ist, führt dann zum Entschluss, in ein Heim zu ziehen, wobei das Heim zuvor vom Bewohner ausgesucht und der Einzug mittels einer Anmeldung fixiert wurde, die häufig mit der Eintragung auf einer Warteliste verbunden ist. Wartelisten verunsichern und täuschen vor allem im Pflegeheimbereich darüber hinweg, dass nach Dringlichkeit vorgegangen wird. Der Umzug in ein Seniorenheim ist also in den meisten Fällen vorsätzlich geplant und resultiert aus rationalen Überlegungen. Im Gegensatz zu früheren Zeiten erfolgt dieser mittlerweile mit einem immer höheren Antrittsalter, was einen Umbau in der Heimlandschaft zur Folge hatte (Badelt & Leichsenring, 2000; Saup, 1990). Die Gefahr bei dieser Institution besteht darin, im Falle von Pflegebedürftigkeit nochmals eine Übersiedelung auf sich nehmen zu müssen.

In der Literatur wird darauf verwiesen, dass die erfolgreiche Bewältigung der Heimübersiedlung notwendig ist, damit eine Anpassung an das Heimleben gelingt und negative Auswirkungen auf das Wohlbefinden vermieden bzw. verringert werden können (Baumann et al., 2002; Klingenfeld, 1999; Lehr, 1991). Nachfolgend sollen nun jene negativen Auswirkungen auf das Wohlbefinden der Bewohner beschrieben werden, die unter dem Begriff „Institutionalisierungseffekte" subsumiert werden. Diese können einerseits aus einer missglückten Übersiedelung resultieren und sich andererseits aus den Besonderheiten des Heimlebens ergeben.

2.4.1 Institutionalisierungseffekte

Unter Institutionalisierungseffekte versteht man Veränderungen im Bereich des Verhaltens und der Kognition von Heimbewohnern. Diese resultieren aus den Wirkungen, die das Leben in einer Institution auf seine Bewohner ausübt. Goffman (1985) bezeichnet Heime, Krankenhäuser, Kasernen und Gefängnisse als totale Institutionen, wobei die Höhe der Institutionalisierungseffekte von der Totalität der Institution bestimmt wird. Charakteristisch für solche Institutionen ist, dass in ihnen eine große Gruppe von Menschen leben und agieren, die einer Autorität unterstellt sind und spezifische Kommunikations- und Interaktionsmuster aufweisen. Weiters sind sie vom übrigen gesellschaftlichen Leben weitgehend abgeschnitten, was die Ausbildung einer spezifischen Subkultur zur Folge hat.

Bennett (1963, zit. nach Tews, 1974) stellte Kriterien auf, von denen die Totalität einer Institution abhängt. U. a. wird das Ausmaß der Totalität durch die Länge des Aufenthaltes, die Festlegung der Aktivitäten durch die Institution, ein spezifisches Normensystem und den Anpassungsgrad der Bewohner sowie die Spezialisierung des Personals bestimmt. Diese Institutionen müssen gleichzeitig verschiedene Funktionen erfüllen: Wohn- bzw. Versorgungsfunktion für die Bewohner, Arbeitsplatzfunktion für das Personal sowie Systemerhaltungsfunktion für die Gesellschaft verbunden mit Zweckrationalität (Giehlen, 1996). Alle drei Funktionen gleichermaßen zufrieden zu stellen, ist nicht möglich.

Totale Institutionen, wie zu früheren Zeiten, gibt es in der Gegenwart nicht mehr (Belardi & Fisch, 1999). Dennoch weisen einige Heime Züge von Totalität auf, so z. B. muss das Alltagsleben der Bewohner dem institutionellen Kontext untergeordnet werden, der u. a. vom Arbeitsrhythmus des Personals bestimmt wird. Unterschiedliche Heimformen und Versorgungs- bzw. Betreuungsgrade beeinflussen die institutionelle Abhängigkeit der Bewohner im unterschiedlichen Ausmaß (Backes & Clemens, 1998), dies wird als Erklärungsansatz für Institutionalisierungseffekte herangezogen. Zu diesen zählen kognitiver Abbau, vermindertes psychisches Wohlbefinden und Ausbildung einer depressiven Symptomatik oder eines Verwirrtheitszustandes sowie ein verminderter Aktivitätsgrad (Baumann et al., 2002). Diese Effekte können eine Folge der Institutionalisierung darstellen bzw. als Reaktionsweise auf das Heimleben auftreten (Thomae, 1988). Nicht außer Acht gelassen werden darf dabei jedoch der Einfluss, den die Persönlichkeit des Bewohners selbst besitzt. Lehr (1991) beschreibt, dass sich extravertierte Menschen leichter an das Heimleben anpassen können als introvertierte und einen höheren Aktivitätsgrad aufweisen. Ebenso lässt sich die Ursache eines Abbaus kognitiver Fähigkeiten nicht ausschließlich durch das Leben im Heim erklären. Auch hier muss die Persönlichkeit des Bewohners vor bzw. beim Heimeintritt mitbeurteilt werden.

Für Aufregung sorgten Studienergebnisse von Tobin und Lieberman (1976, zit. nach Saup, 1990), die Institutionalisierungseffekte bei Heimplatzanwärtern feststellen konnten; also noch bevor die Personen überhaupt ins Heim übersiedelt waren. Diese Menschen wiesen schon während der Wartezeit die oben genannten Effekte auf. Durch Überprüfung der Studie wurden einige Methodenfehler bekannt, welche die Aussagekraft dieser Untersuchung in Frage stellten (Saup, 1990). So stellte sich beispielsweise heraus, dass die befragten alten Menschen in einer besonders misslichen Lage (Krankenhaus, Untermiete) auf ihre Heimübersiedelung warten mussten, deren Zeitpunkt nicht absehbar war. Allerdings wurde dadurch die Diskussion um Institutionalisierungseffekte erneut angekurbelt.

Die Reaktion (Thomae, 1988) bzw. die Bewältigung (Coping) (Lazarus & Cohen, 1976, zit. nach Lehr, 1991) von belastenden Lebensereignissen erfolgt personspezifisch und basiert auf den individuellen Erfahrungen dieser Person und ihren zeitlebens praktizierten Umgang mit Belastungssituationen. Auffallend für das Leben im Heim, bei dem die gesundheitliche Beeinträchtigung der Bewohner den Abhängigkeitsgrad vom Personal bestimmt, sind zwei Verhaltensweisen, die in der Literatur unter den Begriffen **„erlernte Hilflosigkeit“** (Maier & Seligman, 1967; Overmier & Seligman, 1967; Seligman, 1995) und **„gelernte Abhängigkeit“** (Baltes, 1995) bekannt sind. Beide Modelle basieren auf der sozialen Lerntheorie und sind Erklärungsversuche für abhängige Verhaltensweisen von Heimbewohnern, die zu Kompetenzeinbußen und letztendlich zur Ausbildung einer depressiven Symptomatik führen (Zank, 2002).

2.4.1.1 Erlernte Hilflosigkeit

Das Modell der „erlernten Hilflosigkeit“ basiert auf den Grundlagen der sozialen Lerntheorie und wurde von Seligman zusammen mit anderen Forschern in den späten 1960er Jahren entwickelt. Overmier und Seligman (1967) fanden in Tierexperimenten mit Hunden heraus, dass diese es verlernten, Schmerzreizen zu entkommen, wenn sie zuvor einer unentrinnbaren Schmerzsituation ausgesetzt waren. Maier und Seligman (1967) bewiesen, dass dieses Verhalten als Folge auf die Unkontrollierbarkeit des ursprünglichen Schmerzreizes zurückzuführen ist. Diese Theorie wurde in verschiedenen Experimenten (u. a. mit Vögel, Fischen, Katzen, Primaten, aber auch mit Menschen) und von unterschiedlichen Forschern abgesichert und belegt. Da das Experiment mit den Hunden das bekannteste ist, soll es nachfolgend kurz beschrieben werden.

Ein Hund, der einem Schmerzreiz (Elektroschock) ausgesetzt wird, läuft wild und verzweifelt umher. Durch Zufall klettert er über die Barriere des Experimentiergeheges und kann so dem Schmerzreiz entkommen. Beim zweiten Versuch rennt der Hund zuerst ebenfalls wild und verzweifelt herum, klettert aber früher als beim ersten Mal über die Barriere und entkommt so dem Elektroschock. Innerhalb weniger Versuche ist der Hund in seinem Fluchtverhalten so effizient, dass er dem Schmerzreiz entkommen kann. Nach ca. 50 Versuchen wartet der Hund im Gehege seelenruhig auf das Anfangssignal, das zu Beginn des Schmerzreizes kommt und springt dann über die Barriere, ohne sich jemals wieder dem Schmerzreiz auszusetzen. Wird dieser Versuch mit Hunden durchgeführt, die zuvor einer unentrinnbaren und unkontrollierbaren Schmerzsituation ausgesetzt wurden, zeigen sie ein anderes Verhalten. Am Beginn entsprechen ihre Reaktionen den o. a., auch sie laufen wild und verzweifelt umher. Nach ca. 30 Sekunden des Herumlaufens zeigen diese Hunde jedoch ein vollkommen anderes Verhalten. Sie bleiben stehen, legen sich nieder und beginnen zu winseln. Diese Hunde schaffen es nicht, über die Barriere zu klettern und dem Schmerz zu entkommen. Auch beim zweiten und bei den darauf folgenden Versuchen, sind diese Hunde unfähig, für sich die Fluchtmöglichkeit in Anspruch zu nehmen. Zuerst kämpfen sie kurz gegen den Schmerz an, geben dann auf und fügen sich in ihr Schmerzschicksal.

Hervorgerufen wurde dieses Verhalten durch die primäre Erfahrung, einer unkontrollierbaren schmerzhaften Situation ausgesetzt gewesen zu sein. Seligman hat dieses Experiment mit ca. 150 Hunden wiederholt und somit seine Theorie der „erlernten Hilflosigkeit“ abgesichert. Diese Hunde haben gelernt, dass ihr Verhalten die Situation nicht beeinflussen kann. Sie übertragen dieses Wissen auf alle zukünftigen schmerzhaften Situationen. Ein Fluchtversuch wird nicht mehr unternommen, da ihnen das Wissen um die Effektivität ihres Handelns verloren gegangen ist.

Diese Erfahrung besitzt Auswirkungen auf drei unterschiedliche Bereiche. Im Bereich der Motivation bewirkt sie, dass auch in zukünftigen ähnlichen Situationen kein Versuch unternommen wird, diesem Schicksal zu entgehen. Des Weiteren wird ein kognitives Set produziert, welches das Individuum glauben lässt, dass sein Handeln die Situation nicht verändern kann. Erfahrungen der Unkontrollierbarkeit verzögern oder verhindern sogar die Wahrnehmung von Kontrollmöglichkeiten. Im Bereich der Emotionen zeigt sich, dass unkontrollierbare aversive Ereignisse zu größeren emotionalen Störungen führen als kontrollierbare aversive Ereignisse.

Seligman (1975, zit. nach Maier & Seligman, 1976) wendet die Theorie der „erlernten Hilflosigkeit" an, um Veränderungen in der Emotionalität erklären zu können. Er geht davon aus, dass traumatische Erfahrungen mit Angst verbunden sind. Diese Angst bleibt solange bestehen bis das Individuum gelernt hat, dass es das Trauma kontrollieren bzw. nicht kontrollieren kann. Lernt das Individuum sein Trauma zu kontrollieren, reduziert sich die Angst oder verschwindet ganz. Kann das traumatische Ereignis nicht kontrolliert werden, kommt es zur Substitution der Angst durch Depression. Experimente mit Menschen zeigten, dass sogar die Erwartung einer unkontrollierbaren, unbeeinflussbaren Situation zur Ausbildung von Symptomen der „erlernten Hilflosigkeit" führten, und diese Menschen hilflos und unfähig machte, unangenehme Situationen durch eigenes Handeln zu beeinflussen.

Im Pflegeheimbereich wird dieses Modell herangezogen, um inaktives und passives Verhalten bei Heimbewohnern zu erklären. Sind Menschen Situationen ausgesetzt, die sie mangels Kontrolle und Einflussnahme nicht steuern können, erleben sie sich hilflos (Bayer & Fleischmann, 1987). Sich selbst nicht helfen zu können, fördert das Gefühl der Inkompetenz. In der Folge unterlassen sie Anstrengungen und übertragen apathisches Verhalten auf alle zukünftigen Situationen (Hautzinger, 2002; Koch-Straube, 2002). Dadurch entstehen Gefühle von Passivität, Depressivität und Abhängigkeit, die durch jede weitere ähnliche Situation verstärkt werden (Zank, 2002).

2.4.1.2 Gelernte Abhängigkeit

Das Konzept der „gelernten Abhängigkeit“ (Baltes, 1995) basiert ebenso wie die „erlernte Hilflosigkeit“, auf der sozialen Lerntheorie. Während bei der „erlernten Hilflosigkeit“ jedoch die Dysfunktionalität von Unselbstständigkeit betont wird, kommt in der „gelernten Abhängigkeit“ ihre Funktionalität zum Tragen, die sowohl positive als auch negative Wirkungen auf das Individuum besitzt. Bis in die 1970er Jahre hinein wurde selbstständiges und unselbstständiges Verhalten bei alten Menschen vorwiegend deskriptiv erfasst, was die Autorin darauf zurückführt, dass Unselbstständigkeit im Alter als unausweichlicher, unabänderlicher und biologisch determinierter Bestandteil des Alters betrachtet wurde. In empirischen Studien, in denen die Interaktionen von institutionalisierten und privatlebenden alten Menschen und ihren Sozialpartnern erforscht wurden, konnte nachgewiesen werden, dass soziale und strukturelle Umweltbedingungen jene Faktoren sind, die abhängiges Verhalten hervorrufen und aufrechterhalten (Baltes, Kindermann & Reisenzein, 1986; Wahl & Baltes, 1990). In beiden untersuchten Umwelten handelt es sich um solche, in denen Überbehütung dominiert und damit auf die Unselbstständigkeit förderlich wirkt. Sowohl bei institutionalisierten alten Menschen als auch bei privatlebenden zeigte sich, dass nicht aktives-selbstständiges Verhalten Sozialkontakte bedingt, sondern passives-unselbstständiges Verhalten zu sozialen Interaktionen führt. Die Ergebnisse der Studie mit privatlebenden alten Menschen (Wahl & Baltes, 1990) sind insofern komplexer, da die Wichtigkeit von Selbstständigkeit von den Sozialpartnern erkannt und gefördert wird, um einer Institutionalisierung entgegen zu wirken. Im Gegenzug werden aber selbstständige Verhaltensweisen von genau diesen Sozialpartnern missachtet bzw. sogar sanktioniert. Wichtigstes Resultat beider Studien ist die Dominanz eines Verhaltensmusters, welches Unselbstständigkeit nach sich zieht und unterstützt.

Unter „gelernter Abhängigkeit“ versteht man also eine unselbstständige Verhaltensweise, die Sozialkontakte zur Folge hat. Sie resultiert aus den Erfahrungen im Heimalltag, die zeigen, dass selbstständiges Durchführen von Tätigkeiten (z. B. waschen und anziehen) keine Verstärkung erfährt und zusätzlich noch eine Verminderung der Kontakte zu den Sozialpartnern mit sich bringt. Daraus resultiert, dass sich alte Menschen selbst inkompetenter darstellen als sie in Wirklichkeit sind, um Hilfestellungen zu erhalten. Das Ausmaß der Interaktion zwischen pflege- und betreuungsbedürftigen Menschen und ihren Betreuungspersonen wird von der Hilfebedürftigkeit bestimmt. Hohe Hilfebedürftigkeit gewährt einen höheren Zuwendungsgrad. Die Betreuungspersonen - speziell das Pflegepersonal - müssen aufgrund ihrer Ausbildung auf diese Forderung reagieren und helfend eingreifen. Es kommt dadurch zur Unterstützung der Abhängigkeit. Der negative Effekt resultiert daraus, dass der alte Mensch vorhandene Fähigkeiten und Fertigkeiten nicht einsetzt und diese mit der Zeit verkümmern. Die positiven Wirkungen bestehen darin, dass im Ausüben dieser Verhaltensweise die Wahrung von Sozialkontakten liegt. Indem sich der alte Mensch inkompetenter darstellt, als er tatsächlich ist, erhält er Zuwendung und übt damit auch sekundäre Kontrolle auf seine Umwelt aus. Die Besonderheit der „gelernten Abhängigkeit" liegt nach Baltes (1995) darin begründet, dass es sich dabei um ein äußerst robustes Konzept handelt, das von Variablen wie Geschlecht, Alter, Gesundheitszustand und ökologischem Kontext unbeeinflusst ist. Die Autorin verweist darauf, dass gerade in der gerontopsychologischen Forschung, in der immer wieder die Heterogenität von alten Menschen betont wird, solch ein generalisierbares Ergebnis eine Seltenheit ist. Unselbstständige Verhaltensweisen lassen sich durch Intervention zu selbstständigen Verhaltensweisen verändern. Handelt es sich dabei allerdings um einen individuellen Lebensstil alter Menschen, der ihnen eine Anpassung an das Alter erlaubt, dann wären Interventionen für ein selbstständigeres Verhalten fehl am Platz (Zank & Baltes, 1998).

2.4.1.3 Verwirrtheitszustände und depressive Symptomatiken

Verwirrtheitszustände ohne einer zugrunde liegenden Demenzerkrankung können daraus resultieren, dass sich der alte Mensch an die neue Umgebung im Heim nicht gewöhnen kann bzw. will, weil z. B. der Umzug für ihn unter besonders traumatischen Bedingungen erfolgt ist (Mitmansgruber et al., 2003). Diese Verwirrtheit wäre dann Thomae (1988) zufolge als Reaktion auf die belastende Situation zu verstehen. Um das eigene Selbst zu schützen, verschließt sich das Individuum vor der neuen Umwelt (Hofer, 1997). Die Symptome ähneln einer demenziellen Erkrankung und sind in Kapitel 2.2.5 beschrieben. Auch depressive Verstimmungen und damit einhergehend ein vermindertes Aktivitätsniveau und Passivität können als Reaktion auf den Heimeinzug ausgebildet werden (Mitmansgruber et al., 2003). Die Beschreibung der Symptome findet sich in Kapitel 2.2.6. Lehr (1991) verweist darauf, dass sich diese wieder zurückbilden, sofern sich der alte Mensch an seine neue Umgebung anpassen kann.

Institutionalisierungseffekte, Krankheit und Pflegebedürftigkeit wirken sich auf das Aktivsein im Alter einschränkend aus. Die Problematik in der Durchführung von Aktivitäten im Alter und in Institutionen wird im nächsten Kapitel (Kap. 2.5) beschrieben. Auf die zentrale Bedeutsamkeit von Aktivität aus gerontopsychologischer Perspektive im Hinblick auf subjektives Wohlbefinden wird in Kapitel 2.6 hingewiesen. Abschließend soll nochmals ausdrücklich hervorgehoben werden, dass Verallgemeinerungen in Bezug auf Institutionalisierungseffekte nicht zulässig sind, da dabei die Persönlichkeit der alten Menschen mitberücksichtigt werden muss.

2.5 Aktivitäten im Alter

Anhand psychologischer Alternstheorien (Kap. 2.6) wird nachfolgend theoretisch fundiert dargestellt, welchen bedeutenden Einfluss Aktivität auf die Lebenszufriedenheit besitzt und dadurch erfolgreiches Altern ermöglicht. Allerdings können bereits erwähnte Funktionseinbußen und Krankheiten, die zu Hilfe- und Pflegebedürftigkeit führen, ein Aktivsein einschränken bzw. fast vollständig verhindern. Einhergehend damit sind gravierende negative Auswirkungen auf das psychische Wohlbefinden. Aus diesem Grund ist von immenser Wichtigkeit, dass auch für hilfe- und pflegebedürftige alte Menschen Aktivitätsmöglichkeiten geschaffen werden. Damit soll diesem Personenkreis, abseits von selbstständiger Lebensführung im Sinne aktivitätsorientierter psychologischer Alternstheorien, ein Mindestmaß an erfolgreichem Altern ermöglicht werden. Über eine Hebung des psychischen Wohlbefindens können Verbesserungen im physischen Bereich erzielt werden. Vorweggenommen werden soll, dass Aktivitäten in Institutionen eigenen Gesetzmäßigkeiten folgen, die im Laufe dieses Kapitels behandelt werden. Zuvor wird noch die generelle Sonderstellung von Aktivität im Alter dargestellt.

Aktivität im Alter besitzt aus unterschiedlichen Blickwinkeln betrachtet einen problematischen Stellenwert. Die Forderung unserer Gesellschaft nach Aktivität und Produktivität kann oder darf von älteren Menschen nicht mehr erfüllt werden. Infolge der Pensionierung kommt es zum Ausschluss älterer Menschen aus dem Leistungssystem und zur Aufgabe einer Tätigkeit, die über viele Jahre hinweg als sinnbringend erachtet worden ist. Obwohl der damit verbundene Rollen- und Statusverlust vom Individuum in unterschiedlicher Weise bewertet wird (Mayring, 1990), fällt eine Neuorientierung nicht immer leicht. In der Vergangenheit waren vor allem Männer von diesem Rollenverlust betroffen. Durch die Berufstätigkeit der Frauen werden sich auch diese in Zukunft damit auseinandersetzen müssen. Ein Aufgaben- und Tätigkeitsverlust der jetzt alten Frauen resultierte bis dato vor allem im Erwachsenwerden und dem Auszug der Kinder. Das eigentliche Tätigkeitsfeld, die Hausarbeit, blieb relativ konstant (Thomae, 1988). Die besondere Problematik des Aktivseins von älteren Menschen ist dadurch gegeben, dass der gesellschaftliche Wert nicht anerkannt wird und Tätigkeiten, wie die Beaufsichtigung der Enkel oder die Pflege kranker Familienmitglieder, keinerlei Würdigung erfahren (Rosenmayr, 1974, zit. nach Kolland, 1996). Die verstärkte Zuwendung zu einem Hobby nach der Pensionierung, beschreibt Carrel bereits im Jahr 1955 als unbefriedigend, weil dieses seinen Reiz zeitlebens durch die Komplementärstellung zur Arbeitstätigkeit erhalten hat. Weiters kann die Finanzierung eines Hobbys infolge eines geringeren Einkommens in der Pension u. U. gar nicht möglich sein (Oppitz, 2000).

Alte Männer, vor allem verwitwete, finden oftmals in der Hausarbeit ein Substitut für berufliche Tätigkeit (Tews, 1974). Die Bewältigung von Alltagserfordernissen wird in der Literatur als sinnbringende Aktivität beschrieben (Tartler, 1961). Aktivitäten, die nur der Unterhaltung und Geselligkeit dienen, werden von den alten Menschen selbst hingegen als sinn- und funktionslos empfunden (Dittmann-Kohli, 1990; Frankl, 1947, 1991; Staudinger & Dittmann-Kohli, 1994; Woll-Schumacher, 1980). Die Sinn- und Funktionslosigkeit schlägt sich im Selbstwert dieser Personengruppe nieder und spiegelt die gesellschaftliche Einstellung zur älteren Bevölkerungsschicht wider (Maercker, 2002), was mitunter zur Aufgabe von durchaus bewältigbaren Aufgaben führt. An die Stelle von möglicher Aktivität tritt Inaktivität und Passivität, die mit Kompetenzeinbußen einhergehen.

Kolland (1996, 2000) glaubt, dass kulturelles Handeln für diese Personengruppe eine neue Sinnmöglichkeit bietet, wobei kulturelles Handeln als weitgefasster Begriff aufgefasst wird und nahezu alle Tätigkeitsfelder wie Politik, Freizeit, Bildung etc. darunter subsumiert werden.

2.5.1 Aktivitäten bei Hilfe- und Pflegebedürftigkeit in Institutionen

Menschen, die infolge physischer und/oder psychischer Erkrankungen hilfe- und pflegebedürftig werden (Kap. 2.2), bedürfen Unterstützung bei ihrer alltäglichen Lebensführung, die sowohl zu Hause als auch in Institutionen gewährt werden kann. Von besonderem Interesse sind für die vorliegende Arbeit die Aktivitäten von hilfe- und pflegebedürftigen alten Menschen in Senioren- und Pflegeheimen, auf diese Personengruppe beziehen sich die nachfolgenden Ausführungen. Sofern Verallgemeinerungen möglich sind, wird von Heimen allgemein gesprochen bzw. - wenn erforderlich - eine Differenzierung in Senioren- und Pflegeheim vorgenommen.

Die Besonderheit innerinstitutionärer Aktivität besteht darin, dass sie von Menschen ausgeführt wird, die aufgrund ihres Gesundheitszustandes unterschiedlich große Defizite in der Bewältigung ihrer Alltagstätigkeiten aufweisen und Unterstützung beim Ausführen diverser Aktivitäten innerhalb des Heimes bedürfen. Vom pflegewissenschaftlichen Standpunkt her ist es wichtig, dass hilfe- und pflegebedürftige Personen (re-)aktiviert bzw. rehabilitiert werden, um größtmögliche Selbstständigkeit in der Bewältigung der Alltagsaktivitäten zu erreichen (Böhm, 1990; Orem & Taylor, 1997). Aus ergotherapeutischer Sicht ist Aktivität bzw. Beschäftigung ein menschliches Grundbedürfnis (Dunkhorst, 2001; Kielhofner, 2002; Ledgerd & Roberts, 1999; Schmidt-Hackenberg, 1996). Es geht dabei um das Ausführen gezielter Fertigkeiten wie Handarbeiten, Basteln und Malen und um die Teilnahme an Gruppentätigkeiten wie Singen, Gymnastik oder Gedächtnistrainings. Festlichkeiten im Heim und Ausflüge komplettieren das Heimangebot. In gerontopsychologischer Forschung wird dem Ausführen und Beibehalten von Aktivitäten große Aufmerksamkeit gezollt. Vor allem den Sozialkontakten wird eine wichtige Stellung eingeräumt (Tartler, 1961). So zeigte sich z. B. in den Ergebnissen der Bonner Gerontologischen Längsschnittstudie (BOLSA), dass gleich bleibende bzw. zunehmende Aktivität im siebenten, achten und neunten Lebensjahrzehnt immer mit intensiven und positiv besetzten Freundschaftskontakten und einer persönlichen Anregbarkeit verbunden waren, die sich in einer positiven Stimmungslage und einem Ausnutzen sowie Aufgreifen von Möglichkeiten und Chancen zeigte (Lehr, 1991). Allen drei Wissenschaftsdisziplinen ist gemeinsam, dass durch Aktivität das subjektive Wohlbefinden positiv beeinflusst wird und damit auch das objektive Wohlbefinden verbessert werden kann, gemäß der Interdependenz von physischen, psychischen und sozialen Faktoren im Alter (Nühlen-Graab, 1990).

Infolge der eigenen Hilfe- und Pflegebedürftigkeit und des Unvermögens einer selbstständigen Lebensweise sehen viele alte Menschen für sich keine Möglichkeit mehr, aktiv zu sein, da Aktivität im früheren Sinne nicht mehr realisiert werden kann. Daraus resultiert Inaktivität. Das Lebensinteresse wird maximal reduziert, und im Hinblick auf eine verminderte Zeitperspektive können selbst Wünsche und Tätigkeitsvorstellungen nicht mehr gegeben sein (Staudinger & Dittmann-Kohli, 1994). Inaktivität innerhalb von Institutionen kann aber auch bedingt sein durch eine missglückte Anpassung an das Heimleben, durch eine nicht-stimulierende Heimumwelt oder aber auch durch Krankheiten.

Saup (2000) berichtet von einer in den 1970er Jahren zum Aktivitätsniveau in Heimen durchgeführten Studie folgende Ergebnisse: Bereitgestellte Beschäftigungsmöglichkeiten im Speisesaal eines Heimes führten dazu, dass 75 % der Bewohner, die den Speisesaal benutzten, sich mit diesen Materialien beschäftigten. Diese Prozentzahl reduzierte sich drastisch auf 20 bis 25 %, wenn die Gegenstände nicht auflagen und nur auf Verlangen der Bewohner vom Personal bereitgestellt wurden, wobei die Bewohnerzahl, die den Speisesaal benutzte, konstant blieb. Neue Heimstrukturen (Belardi & Fisch, 1999; Grün, 1995) und eine veränderte Sichtweise vom Alter führten dazu, dass in den Heimen vermehrt Aktivitätenangebote implementiert wurden, die zusätzlich zu den Schlaf-, Essens- und Waschzeiten eine Strukturierung des Heimalltages mit sich brachten (Saup & Schröppel, 1993). Kolland (1996, 2000) stellt sich die Frage, ob die Aktivierung um jeden Preis, die in vielen Institutionen betrieben wird, nicht als Folge falsch interpretierter Aktivitätstheorien (Kap. 2.6.1.) zu verstehen ist.

Pensionisten- und Pflegeheime geben Rahmenbedingungen vor, innerhalb derer Aktivsein möglich ist. Der individuelle Handlungsspielraum ist in Seniorenheimen aufgrund geringerer Betreuungs- und Pflegebedürftigkeit der Bewohner größer als in Pflegeheimen. Von der spezifischen Heimkultur selbst hängt es ab, welche Aktivitäten angeboten werden. Überwiegend handelt es sich dabei um ergotherapeutische Gestaltungs- und Beschäftigungsmöglichkeiten (Dunkhorst, 2001), die den Bewohnern Zerstreuung und Unterhaltung bringen sollen (Kolland, 1996). Problematisch ist dabei, dass die Aktivitätsbedürfnisse aufgrund einer großen Bewohneranzahl nur auf dem kleinsten gemeinsamen Nenner berücksichtigt werden können und für Individualität wenig Platz bleibt (Tartler, 1961). Daraus ergibt sich, dass zwar einige Tätigkeitsfelder in den Heimen zur Verfügung stehen, diese aber nicht auf die Bedürfnisse der Bewohner abgestimmt sind (Mertens, 1997). Ebenso ist eine Partizipation der Bewohner nicht bzw. nur in geringem Ausmaß möglich. Eine geringe Wahl- bzw. Kontrollmöglichkeit führt zu Inaktivität und zu abhängigem Verhalten (Kap. 2.4.1), was sich wiederum negativ auf das subjektive Wohlbefinden auswirkt.

Gerade für die jetzt alten Menschen war das Gefühl, gebraucht zu werden und etwas leisten zu können, zeitlebens immens wichtig. Beides ist nun im gewünschten Ausmaß nicht mehr möglich. Die Folgen davon sind eine erhebliche Verminderung des Selbstwertgefühls und u. U. der Wunsch nach baldigem Tode, da ein Leben in dieser Form als nicht mehr lebenswert erachtet wird (Dittmann-Kohli, 1990; Frankl, 1947, 1991; Staudinger & Dittmann-Kohli, 1994). Mit dem Übertragen von sinnvollen Tätigkeiten an Heimbewohner, auch wenn es sich dabei nur um Kleinigkeiten handelt, kann diesem Selbstwertverlust entgegengewirkt werden. Den Bewohnern muss die Möglichkeit der Partizipation am Heimalltag eingeräumt werden (Saup & Schröppel, 1993). Aktivität innerinstitutionär als Bewohnerservice (Blaumeiser & Klie, 2002) bereitzustellen, birgt die Gefahr, sich lediglich auf Unterhaltung und Ausführung funktionsloser Tätigkeiten zu beschränken. Diese Gefahr ist größer, wenn die Aktivierung der Bewohner von in diesem Bereich unausgebildetem Personal vorgenommen wird (Dunkhorst, 2001; Kolland, 1996). Aktivierung im Heim kann aber durchaus gelingen, wenn sie an den Bedürfnissen der alten Menschen ansetzt, auf ihre individuellen Fähigkeiten und Fertigkeiten Rücksicht nimmt und sich biographisch erschließen lässt (Mertens, 1997). Kann für diese Menschen eine Tätigkeit gefunden werden, die trotz Beeinträchtigungen bewältigbar ist und biographisch bedeutsam erscheint, wird diese Aktivität vom alten Menschen mit Freude und wiederkehrend ausgeführt werden. Es handelt sich dann um eine aktivierende Aktivität, die weitere Aktivität bewirkt, da der alte Mensch intrinsisch motiviert ist, diese auszuführen.

Plattner und Ehrhardt (2002) verweisen darauf, dass beeinträchtigten alten Menschen beim Aufbau von positiven Aktivitäten geholfen werden soll, wobei die Umwelt als Verstärker dienen muss. Dadurch soll eine Hebung des Selbstwertgefühls erfolgen. Weiters können so Handlungsfähigkeits- und Kompetenzerfahrungen abseits von Hilfe- und Pflegebedürftigkeit gemacht werden. Demnach definiert sich Kompetenz nicht nur als Selbstständigkeit im Lebensvollzug, weil sich Kompetenzerfahrungen trotz Unselbstständigkeit in Alltagshandlungen erfahren lässt, wie dies schon von Lehr im Jahr 1972 beschrieben wurde.

Abschließend soll unterstrichen werden, dass ein hohes Aktivitätsniveau im Alter nicht per se zu hoher Lebenszufriedenheit führt (Martin, 2000), wie das in der Literatur oftmals fälschlich angenommen wird. Es kommt immer auf die Persönlichkeit an, welche Aktivitäten in welchem Ausmaß durchgeführt werden (Lehr, 1991; Tews, 1974). Einen Idealtypus von Altersaktivität gibt es nicht. Erst die Pluralität von Handlungs- und Verhaltensweisen führt zur Lebenszufriedenheit (Kolland, 1996). Aus diesem Grund kann und darf das Aktivsein von alten Menschen nicht mit denselben Normen wie das von jüngeren gemessen werden und kann u. U. auch in der Passivität erfolgreich sein. Nachfolgend wird die Wichtigkeit von Aktivität aus gerontopsychologischer Sichtweise dargestellt werden.

2.6 Psychologische Alternstheorien

Psychogerontologische Forschung befasst sich mit den psychologischen Bedingungen, die dazu führen, dass sich das Individuum optimal an das Alter anpassen kann. Verbunden mit optimaler Anpassung sind Lebenszufriedenheit und subjektives Wohlbefinden. Eine Vielzahl von psychologischen Alternstheorien nennt Faktoren, die dafür verantwortlich sind, dass der Mensch zufrieden und daher erfolgreich altert.

Nachfolgend sollen die wichtigsten Theorien vorgestellt werden. Übereinstimmung bei diesen Theorien besteht darin, dass sie alle erfolgreiches Altern in Verbindung mit Aktivität postulieren. Das Ausmaß von Aktivität ist theoriespezifisch jedoch unterschiedlich. Indem sich das Individuum aktiv und handelnd mit seiner Umwelt auseinandersetzt, kann es sich optimal an den Alterungsprozess anpassen. Hervorzuheben ist, dass es ein aktives Altern, wie es die aktivitätsorientierten Alternstheorien beschreiben, trotz eines pathologisch verlaufenden Alternsprozess geben muss. Gerade bei dieser Form des Alterns ist es sogar besonders wichtig, Aktivitäten auszuführen, auch wenn dazu unterschiedliche Hilfestellungen notwendig sind. Im Folgenden werden nun die Inhalte der wichtigsten und bekanntesten Alternstheorien vorgestellt. Vorweggenommen werden muss, dass sich Aktivität im Alter genauso unterschiedlich präsentiert wie Aktivität in der Jugend, allerdings bedürfen alte Menschen infolge von Rollenverlusten und Erkrankungen einer besonders förderlichen Umwelt, um aktiv zu sein.

2.6.1 Aktivitätstheorien

Die Anfänge der Aktivitätstheorien liegen in den USA und reichen zurück bis in die Mitte des vorigen Jahrhunderts. Die öffentliche und wissenschaftliche Diskussion wurde zu dieser Zeit von der Fragestellung geprägt, ob der Mensch im Disengagement (Rückzug) oder mit Aktivität zufriedener altert.

Cavan, Burgess, Havighurst und Goldhamer (1949) belegen in ihrer Studie „Your Activities and Attitudes", die an 1.258 über 60jährigen amerikanischen Frauen und Männern durchgeführt wurde, dass eine Verbindung zwischen Aktivität und Anpassung an das Alter besteht. Das Forschungsinteresse galt der gesellschaftlichen Partizipation der Befragten, ihrer Einstellung zu Gesundheit und Religion sowie ihrer Haltung gegenüber der Anpassung an das Alter. Das Konzept der Anpassung hat zum Inhalt, dass das alternde Individuum sein Verhalten modifiziert, um sich auf eine veränderte soziale Situation erfolgreich einstellen zu können. Cavan et al. kamen zu dem Schluss, dass Lebenszufriedenheit im Alter darauf zurückzuführen ist, dass die alten Menschen möglichst aktiv bleiben. Je mehr Aktivitäten sie ausüben, desto höher ist ihre Lebenszufriedenheit, allerdings müssen diese Aktivitäten altersgerecht sein. D. h., dass frühere Aktivitäten in ihrem Ausmaß reduziert und adaptiert an Fähigkeiten und Fertigkeiten der alten Menschen sein müssen. Basierend auf den Ergebnissen wurden Mess-Skalen entwickelt, die die Summierung von Aktivitäten vorsehen und über die Höhe des erzielten Punktwertes Aussagen zur Lebenszufriedenheit im Alter zulassen.

Havighurst distanzierte sich von diesem Ergebnis, da sich erfolgreiches Altern nicht mittels einer bloßen Summierung unterschiedlicher Aktivitäten messen lässt. Seiner Meinung nach kann mit dieser Methode lediglich eine Messung von sozialer Kompetenz vorgenommen werden. Gemeinsam mit einer Kollegin (Havighurst & Albrecht, 1953) versuchte er auf andere Weise den Zusammenhang zwischen Aktivität und Lebenszufriedenheit zu klären. In der „Prairie City Study" wurde an zwei Messzeitpunkten die öffentliche Einstellung zu möglichen Aktivitäten von alten Menschen bei Menschen unterschiedlichen Alters gemessen. Im Jahr 1949 (1. Messzeitpunkt) beantworteten 847 Männer und Frauen den Fragebogen, im Jahr 1951 (2. Messzeitpunkt) 518. Als wichtigstes Ergebnis dieser Untersuchung kann genannt werden, dass die Beibehaltung von Aktivitäten der mittleren Jahre (Kontinuität) als zentraler Faktor für ein erfolgreiches Altern betrachtet wurde. Dies bezog sich sowohl auf das Aktivitätsniveau als auch auf das Aktivitätenspektrum, das für eine Person in ihren mittleren Lebensjahren charakteristisch ist. Ein weiterer Bestandteil der „Prairie City Study“ war die Erfassung der Rollenaktivitäten an einer repräsentativen Gruppe von 100 über 65jährigen Einwohnern. Daraus ging hervor, dass die Befragten in ihren Rollenaktivitäten sehr aktiv und unabhängig sind. Havighurst und Albrecht nutzten diese Ergebnisse, um das Image der alten Menschen in der amerikanischen Bevölkerung zu korrigieren. Sie schlussfolgern aus ihren Ergebnissen, dass das Alter für den Menschen das sei, was dieser selbst daraus machen würde.

In der „Kansas City Study of Adult Life“ (1955 bis 1962) wurde das kompetente Verhalten von Menschen bei der Rollenausübung im Beruf, als Ehepartner, Hausfrau, Bürger, Vereins- und Kirchenmitglied gemessen. 700 Frauen und Männer im Alter von 40 bis 70 Jahren wurden zu sozialen und psychologischen Aspekten des Alterns in einer Querschnittstudie befragt. Die zweite Datensammlung basierte auf einer sechs Jahres Längsschnittstudie, in der 300 Männer und Frauen im Alter von 50 bis 90 Jahren in regelmäßigen Intervallen interviewt wurden. Ein Set von Einschätzungsskalen wurde entwickelt, um die Kompetenz in der Rollenausübung beurteilen zu können. Die Ausgangsüberlegungen bezogen sich darauf, dass sich das Individuum bei erfolgreicher Alterung glücklich und zufrieden mit seinem gegenwärtigen und früheren Leben fühlt. Ausschlaggebend ist dabei nicht die Anzahl der Aktivitäten, sondern die Aussagen zum subjektiven Zufriedenheitszustand mit dem eigenen Leben, der sich anhand von fünf Dimensionen (Energie vs. Apathie, Entschlossenheit und Stärke, Wünsche und Ziele, positives Selbstkonzept und Stimmung) erfassen lassen sollte. In dieser Untersuchung fand Havighurst eine Bestätigung für seine Aktivitätsthesen. Basierend auf diesen Ergebnissen entstanden zwei Skalen zur Messung von Lebenszufriedenheit (Life Satisfaction Index A und B). Andere Mitarbeiter dieser Studie, die an der Universität von Chicago durchgeführt wurde, entwickelten basierend auf den Ergebnissen der „Kansas City Study of Adult Life“ die „Disengagement Theorie“ (Kap. 2.6.2), die zufriedenes und angepasstes Altern im Rückzug des Individuums aus seinen sozialen Rollen sieht.

Da der „Aktivitätstheorie“ ein ausformuliertes Hypothesensystem und eine Systematisierung fehlte, war und ist sie bis in die heutige Zeit Kritiken ausgesetzt (Burbank, 1986; Lemon, Bengtson & Peterson, 1972). Im Gegensatz zur Disengagement Theorie (Cumming & Henry, 1961) konnten sich die Aktivitätsthesen in der amerikanischen Gesellschaft jedoch durchsetzen, möglicherweise, weil die Vorstellung von einem aktiven Leben im Alter eher den in Amerika praktizierten „Way of Life“ repräsentiert.

Tartler (1961) griff die Aktivitätsthesen im deutschsprachigen Raum auf. Dieser beschrieb die Wichtigkeit der Beibehaltung von sozialen Rollen, die aufgrund des Alterns (Pensionierung, Krankheit, Tod nahe stehender Angehöriger etc.) reduziert werden. Aktiv etwas leisten zu dürfen und das Gefühl, gebraucht zu werden, sind seiner Meinung nach die Prädiktoren, um im Alter Lebenszufriedenheit zu erreichen. Seine Aussagen wurden - wie er selbst schreibt - nicht durch große Studien wissenschaftlich abgesichert, sondern nur im kleinen Rahmen belegt. Ihm war es vor allem wichtig aufzuzeigen, dass sich das Gesellschaftssystem gravierend geändert hat und aufgrund dieser neuen Bedingungen andere Aufgaben für alte Menschen erwachsen können.

Anfang der 1970er Jahre wurde die Aktivitätsthese von Lemon et al. (1972) in den USA fortgeführt, als formale Theorie formuliert und um das Konzept der sozialen Involviertheit erweitert. Die Forschungsergebnisse dieser Autoren zeigen, dass die Ausführung von Aktivitäten, die mit den verschiedenen sozialen Rollen in Verbindung stehen, als Stütze der eigenen Identität, des eigenen Selbst dienen. Je höher das Aktivitätsniveau eines Menschen ist, desto höher ist sein soziales Eingebundensein und die Bestätigung der eigenen Person. Formelle Aktivitäten (religiöse und ehrenamtliche Tätigkeiten etc.) und informelle Aktivitäten (Interaktionen mit Familienmitgliedern, Freunden und Nachbarn) besitzen ein höheres Potenzial zur Unterstützung der eigenen Rollenaktivität als Einzelaktivitäten (Lesen, Fernsehen etc.). Letzterer Aktivitätstyp bezieht eine minimale rollenunterstützende Wirkung daraus, dass sich die Handelnden die Wertschätzung ihrer Aktivität durch andere vorstellen können. Innerhalb der informellen Aktivitäten besitzen soziale Interaktionen mit Freunden die positivsten Auswirkungen auf das Selbstkonzept u. a. deshalb, weil bei dieser Tätigkeit die größte Kontinuität gegeben ist. Die Autoren verweisen darauf, dass die Qualität der Aktivität wichtiger ist als die Quantität, aber ein gewisses Maß an Quantität sicherstellt, dass bei Rollenverlust andere Rollen zur Verfügung stehen, die kompensierend wirken können. Entwickelt und getestet wurde diese „soziale Aktivitätstheorie“ an einer Stichprobe von 411 alten Menschen in Südkalifornien, welche die Übersiedelung in ein Seniorenheim planten. Die Erhebungen wurden mittels strukturierter Interviews und standardisierter Verfahren zur Erfassung der Lebenszufriedenheit durchgeführt.

Die Kritik, die von Lemon und Mitarbeitern an den ursprünglichen „Aktivitätsthesen“ von Havighurst und Albrecht (1953) vorgenommen wurde und in der Formulierung einer eigenen „sozialen Aktivitätstheorie“ mündete, ist zum Teil ausgesprochen massiv. Einige berechtigte Kritikpunkte werden daher kurz vorgestellt. Bemängelt wird, dass sich die Ergebnisse lediglich auf Selbstaussagen der Befragten stützen, wobei die Zusammensetzung der Stichprobe selbst als fragwürdig betrachtet wird, da sie lediglich Personen höherer sozialer Schichten beinhaltet. Diese Daten selbst sind ungeeignet, ein Konstrukt wie das der Lebenszufriedenheit zu messen. Skalen wären dafür besser geeignet gewesen. Beanstandet wird weiters, dass soziale Interaktionen über bloßes Fragen schwer zugänglich sind. In diesem Fall wäre eine Beobachtung die angebrachtere Vorgehensweise gewesen. Auch wurde die Definition von Aktivität zu allgemein vorgenommen, Beziehungen von einzelnen Aktivitäten zueinander lassen sich auf diese Weise nicht erklären. Der voreilig gefasste Schluss, dass höhere soziale Aktivität zu höherer Lebenszufriedenheit führt, ist eine lineare Gleichung, die die Realität in keinster Weise abbildet. Die Erfassung von Persönlichkeitseigenschaften und lebensspannenbezogenem Aktivitätsstil wurde nicht vorgenommen, dadurch gehen aber wichtige Informationen zu Faktoren verloren, die das Aktivitätsniveau im Alter entscheidend mitprägen und sich natürlich auch auf die Lebenszufriedenheit auswirken.

Obwohl die ursprünglichen Aktivitätsthesen heftigen Kritiken ausgesetzt waren, wurden sie als Basis für eine Vielfalt von aktivitätsorientierten Theorien herangezogen. Trotz positiver Erkenntnisse, die diese Theorien über die Wirkung von Aktivitäten im Alter brachten, gab bzw. gibt es eine fehlgeleitete Entwicklung, die speziell im Bereich der institutionalisierten Altenarbeit offensichtlich wird. Es handelt sich dabei um die Aktivierung, die Re-Aktivierung und Motivierung um jeden Preis. Die Beschäftigung, das Ausüben demonstrativer Tätigkeiten und die Unterhaltung alter beeinträchtigter Menschen stehen dabei im Vordergrund (Kolland, 1996). Gronemeyer (1989) stellt sich die Frage, ob es das erfolgreiche Altern überhaupt gibt und wenn ja, ob dieses mit Pseudoaktivitäten erlangt werden kann oder ob nicht vielmehr Passivität zufriedenes Altern überhaupt erst ermöglicht, wie es in der „Disengagement Theorie“ postuliert wird.

2.6.2 Disengagement Theorie

Die „Disengagement Theorie“, die den Gegenpol zu den „Aktivitätsthesen“ darstellt, basiert auf den Erkenntnissen der „Kansas City Study of Adult Life“ (1955 bis 1962) an der 300 Personen zwischen 50 und 90 Jahren an einer Längsschnittstudie und 700 Personen im Alter von 40 bis 70 Jahren an einer Querschnittstudie teilnahmen. Alle Teilnehmer waren bei guter physischer Gesundheit und entstammten der mittleren Einkommensschicht. Forschungsgegenstand dieser Untersuchung waren Bereiche wie Beschäftigung, Gesundheit, Partizipation in der Gesellschaft und Freizeitgestaltung von älteren Menschen, die in Interviews erfasst wurden. Aus den Ergebnissen entwickelten Cumming und Henry (1961) ihre induktive „Theorie des Disengagements“.

Mit Disengagement (Rückzug, Loslösung) wird in neun Postulaten ein Prozess beschrieben, den der alternde Mensch durchlaufen muss, um sich von der Gesellschaft nach und nach zu distanzieren. Dieser Prozess ist erst dann erfolgreich beendet, wenn größtmögliche Distanz zwischen dem Individuum und der Gesellschaft besteht. Das Disengagement ist dann vollständig und positiv abgeschlossen, wenn der alte Mensch sich selbst als eine Person betrachtet, die einmal war und ihre Ziele erreicht hat.

Der Prozess des Disengagements setzt in etwa um das 65. Lebensjahr ein, wenn das Individuum erkennt, dass ihm nur mehr geringe Zeit verbleibt und seine Lebensenergie schwächer wird. Der einmal in Gang gesetzte Prozess ist zirkulär und hält sich selbst aufrecht. Weiters wird postuliert, dass eine Reduktion von unterschiedlichen Aktivitäten dazu führt, dass der alte Mensch größere Freiheit gewinnt und nicht den Zwängen gesellschaftlicher Vorstellungen und Normen unterworfen ist. Das Disengagement von Frauen und Männern verläuft aufgrund ihrer divergenten gesellschaftlichen Rollen unterschiedlich. Die Reduktion von Interaktionen führt dazu, dass verbleibende Rollenaktivitäten eine andere Qualität erhalten. Der Verlust von zentralen Rollen (Beruf, Familie etc.) mündet in einem drastisch reduzierten sozialen Lebensraum, was unweigerlich in eine Krise führt, sofern nicht andere Rollen zur Kompensation zur Verfügung stehen oder das Disengagement einsetzt. Obwohl Disengagement als kulturunabhängiges Konzept beschrieben wird, ist die Art und Weise wie es stattfindet kulturabhängig. In industriellen Gesellschaften wie den USA basiert der Erfolg des Individuums auf dessen Fähigkeiten und Fertigkeiten. Altern ist jedoch verbunden mit Veränderungen in Fähigkeiten und Fertigkeiten, die jüngere Menschen noch besitzen. Aus diesem Grund „müssen" die Älteren und Alten den Jüngeren Platz machen, um das Gesellschaftssystem aufrechtzuerhalten. Wird das Disengagement sowohl vom Individuum als auch von der Gesellschaft gleichermaßen angestrebt, so handelt es sich dabei um einen beiderseitigen befriedigenden Prozess, der zufriedenes Altern ermöglicht. Spannungen entstehen bei Inkongruenz, z. B. wenn das Disengagement vom Individuum oder der Gesellschaft erzwungen wird.

Diese Theorie, die empirisch durch die „Kansas City Study of Adult Life" belegt wurde, fand bei ihrer Vorstellung breite Zustimmung in der Öffentlichkeit, da sie den vorherrschenden gesellschaftlichen Einstellungen gegenüber dem Alter entsprach. Starke Ablehnung erfuhr sie jedoch aus den Reihen der Wissenschaft. Wissenschaftliche Kollegen von Cumming und Henry, die ebenfalls an dieser Studie mitgearbeitet haben, sahen in den Ergebnissen eine Bestätigung der Aktivitätsthesen (Havighurst, 1961; Maddox, 1964; Neugarten, 1965). Havighurst (1961) fordert, zwischen einer Theorie des erfolgreichen Alterns und einer Theorie über den Alternsprozess selbst zu unterscheiden. Die Disengagement Theorie ist eine Theorie über den Alternsprozess. Daher kann sie generalisierende Aussagen nur über Vorgänge machen, die im Alterungsprozess der Person selbst liegen, in ihrer Persönlichkeit und ihrem sozialen Umfeld. Eine Bewertung dieser Vorgänge ist im Aufbau der Theorie nicht vorgesehen. Sie nun heranzuziehen, um damit Lebenszufriedenheit im Alter zu messen, ist daher nicht zulässig. Vor allem die Aussage, Disengagement sei unvermeidbar, wurde von anderen Wissenschaftlern vehement kritisiert. Das Verdienst der „Disengagement Theorie“ ist es, die erste klar formulierte und logisch konsistente gerontopsychologische Theorie gewesen zu sein, die die biologischen, psychologischen und sozialen Veränderungen im Alter in einem einzigen Modell erklären wollte (Achenbaum & Bengtson, 1994).

Cumming (1963) blieb weiterhin bei ihrer Interpretation der Theorie, bestätigte jedoch, dass Form und Ausmaß des Rückzuges von individuellen Persönlichkeitsdimensionen abhängig sind. Aufgegebene Rollen können durchaus mit neuen Aktivitäten kompensiert werden, allerdings besitzen diese keine Verbindung zu den in der Gesellschaft dominanten Werten (z. B. Leistung). Henry (1964, zit. nach Tews, 1974) erweiterte die Theorie und machte intrinsische (in der Person selbst liegende) Faktoren für das Disengagement verantwortlich, danach wandte er sich jedoch anderen Forschungsbereichen zu.

2.6.3 Kognitive Alternstheorie

Die kognitive Alternstheorie basiert auf den Ergebnissen der „Bonner Gerontologischen Längsschnittstudie (BOLSA)“. Zu Beginn der Studie, im Jahr 1965 beteiligten sich 200 Probanden im Alter von 60 bis 75 Jahren daran. Aufgrund von Mortalität und schweren Erkrankungen waren beim siebten und letzten Messzeitpunkt im Jahr 1981 nur noch 51 Probanden verfügbar. Lebenszufriedenheit, Aktivität, erlebte Belastung und soziale Kompetenz waren die Grunddimensionen, die gemessen wurden. Basierend auf den Ergebnissen wurde von Thomae ein Kategoriensystem entwickelt, das die Reaktionen von alten Menschen auf soziale, gesundheitliche und psychische Belastungen erfasst.

Die Besonderheit dieses Kategoriensystems liegt darin, dass es die Erfassung von situationsspezifischen Antworthierarchien auf unterschiedliche Belastungsbereiche ermöglicht und der Konstanz von Antwortmustern einer Person in Bezug auf verschiedene Problembreiche Rechnung trägt. Daraus lässt sich ableiten, dass objektive Situationen subjektiv beurteilt werden. Altern als Vorgang der kognitiven Repräsentanz des Selbst- und Weltbildes ist abhängig von Wahrnehmungsstilen, Überzeugungen und Einstellungen des Individuums. Basierend darauf findet mittels der Daseinstechniken eine Auseinandersetzung mit den Daseinsthemen statt. 20 Daseinstechniken (= Reaktionsformen) werden unterschieden, mit denen die Person auf Belastungssituationen reagiert und handelt (u. a. mit Anpassung, Akzeptanz, Zurücksetzung eigener Bedürfnisse, Erwartungskorrektur) (vgl. Thomae, 1988, S. 176).

Der von Lazarus geprägte Begriff des Copings findet bei Thomae keine Anwendung, da Menschen lediglich auf Belastungssituationen reagieren, sie aber nicht aktiv bewältigen. Thomae (1983) kritisiert am Klassifikationsmodell von Lazarus, dass dieses nicht auf Empirie basiert, sondern vom Autor an die Daten herangetragen wurde. Antworthierarchien werden dabei außer Acht gelassen, die bei der kognitiven Alternstheorie sehr wohl Berücksichtigung finden.

Lebenszufriedenheit im Alter wird durch die Fähigkeit der Person erlangt, objektive Situationen subjektiv zu beurteilen. Altern als Vorgang der kognitiven Repräsentanz des Selbst- und Weltbildes, wie oben dargestellt, ist abhängig von Wahrnehmungsstilen, Überzeugungen und Einstellungen des Individuums. Mehrfachbelastungen erschweren die Anpassung an das Altern und damit einhergehend die Ausbildung von Lebenszufriedenheit. Mehrfachbelastungen führen auch zur Einschränkung sozialer Aktivitäten, wenn ein Überzeugungssystem ausgebildet wird, das von Einschränkungen und fehlenden Möglichkeiten bestimmt wird. Thomae (1983) fand heraus, dass ein zufriedenes Altern auch mit hohen Belastungen möglich ist wobei er zwischen Alternsstilen und Altersschicksalen unterscheidet. Ausschlaggebend dafür sind Personeigenschaften und die im Laufe des Lebens praktizierten Daseinstechniken.

Bestätigung fand diese Theorie bei einer Untersuchung an Altenheimbewohnern (Schick, 1977, zit. nach Lehr, 1991). Die Ergebnisse dieser Studie belegen, dass die Lebenszufriedenheit der Bewohner in geringer Beziehung zu ihrer objektiven Umwelt steht, in diesem Fall der Qualität des Heimes, die von Experten beurteilt wurde.

2.6.4 Umweltanforderungs-Kompetenz-Modell

Lawton und Nahemow (1973) gehen davon aus, dass der alte Mensch Hilfestellungen bei der Bewältigung von Alltagshandlungen benötigt. Infolge Hilfs- und Pflegebedürftigkeit kann es vorkommen, dass ihm Tätigkeiten abgenommen werden, die er durchaus noch ausführen könnte, bzw. ungünstige Umweltgegebenheiten eine Aktivität nicht erlauben. Die Folge ist eine Reduktion des Selbstwertgefühls, was zu Apathie und Passivität führen und damit verbunden in der Ausbildung einer depressiven Symptomatik resultieren kann. Sie sehen das Handeln einer Person bestimmt durch den Druck seitens der Umwelt. Dieser

Druck besitzt Aufforderungscharakter und wirkt sich positiv auf das Aktivitätsniveau des alten Menschen aus, sofern es seine Kompetenzen nicht überschreitet. Sowohl zu starker als auch zu schwacher Druck ist nicht zielführend. Positive Resultate und Effekte ergeben sich nur, wenn das Individuum sensitiv beobachtet und hinsichtlich seiner aktiven und passiven Aktivitätsbedürfnisse und seiner Fähigkeiten entsprechend eingeschätzt wird.

Nachfolgende Aspekte sind im „transaktionalen Modell" von Lawton und Nahemow, die das Individuum aktiv werden lassen, beschrieben:

- Grad der individuellen Kompetenz, der durch kognitive, psychologische, physische und andere Fähigkeiten des Individuums definiert wird.
- Druck aus der Umwelt, wobei ein Druck seitens der Umwelt als effektiv bezeichnet wird, wenn er das Individuum handeln lässt. Wichtig dabei ist, dass der Druck aus der Umwelt von den Autoren als neutral beschrieben wird. Eine positive oder gar negative Qualität erhält er erst durch die Wahrnehmung des Individuums.
- Angepasstes Verhalten wird als Resultat der Transaktion zwischen Individuum und seiner Umwelt aufgefasst. Was als angepasst gilt, wird sowohl von der sozialen Norm als auch vom Individuum selbst bestimmt.
- Affektive Antworten auf den Druck aus der Umwelt werden als innere Aspekte der Transaktion zwischen Umwelt und Individuum gewertet.
- Der Anpassungsgrad hängt von der Stärke des externen Reizes und den Erfahrungen des Individuums mit ähnlichen Reizen ab (vgl. Lawton & Nahemow, 1973, S. 659 ff.).

Kritisiert wurde an dieser Theorie die Sichtweise des Menschen, der nur auf Umwelteinflüsse reagiert. Lawton (1989) griff diesen Kritikpunkt auf und führte den Begriff der Proaktivität ein. Darunter versteht man, dass auch alte, pflegebedürftige Menschen ihre Beziehung zur Umwelt aktiv gestalten und verändern können, z. B. indem sie wichtige Gegenstände innerhalb ihrer Reichweite platzieren, was zur Erhöhung der eigenen Kontrollmöglichkeit beiträgt und sich positiv auf das subjektive Wohlbefinden auswirkt. Somit kann ein individuelles Maß an Autonomie und Selbstständigkeit trotz Hilfe- und Pflegebedürftigkeit erreicht werden. Diesem Modell kommt vor allem innerhalb von Senioren- und Pflegeheimen eine wichtige Bedeutung zu.

2.6.5 Kompetenzmodell des Alterns

Infolge der Kritik am Defizitmodell der geistigen Entwicklung (Wechsler, 1944, zit. nach Lehr, 1991) entstand das Kompetenzmodell des Alterns. Ursprünglich war es auf die Erfassung der Selbstständigkeit im Alter ausgerichtet, die über Messung von Alltagsaktivitäten (ADL) bzw. erweiterten Alltagsaktivitäten (IADL) (Lawton & Brody, 1969) oder über das Nürnberger-Alters-Inventar (NAI) (Oswald & Fleischmann, 1995) stattfand. Neuere Forschungsvorhaben berücksichtigen, dass auch beeinträchtigte Menschen Fähigkeiten und Fertigkeiten besitzen, obwohl eine Selbstversorgung gesundheitsbedingt nicht mehr möglich ist. Das Durchführen von Aktivitäten im Alter setzt unterschiedliche Grade von Kompetenz voraus (Lehr, 1987).

Olbrich (1987, 1990) beschreibt in diesem Modell den Zusammenhang zwischen der Lebenszufriedenheit und dem Ausnützen von Ressourcen. Kompetent in diesem Sinne ist ein alter Mensch, der es gleichermaßen versteht, seine persönlichen mit den umweltbedingten Ressourcen zu verbinden. Der Blick richtet sich dabei nicht auf fragwürdige Vergleichsstandards innerhalb der Kompetenz von jüngeren und älteren Menschen bzw. Kranken und Gesunden. Kompetenzen liegen sowohl in der Person selbst als auch in den situativen Gegebenheiten, daher ist es nicht nur auf die Person alleine zurückzuführen, wenn sie es in einer Situation nicht schafft, entsprechend ihren Fähigkeiten und Fertigkeiten zu agieren. Resultat kompetenten Agierens sollte es jedoch sein, ein eigenverantwortliches und psychisch befriedigendes Leben führen zu können. Eigenverantwortlichkeit ist aber auch dann gegeben, wenn infolge diverser gesundheitlicher Beeinträchtigungen ein Autonomieverlust stattgefunden hat.

Kompetenzen im Alter ergeben sich erst durch das Zusammenwirken von Ressourcen, die in der Person selbst liegen und von Möglichkeiten und/oder Anforderungen, die aus der Umwelt resultieren. Aus diesem Grund bietet sowohl die Person als auch die Umwelt Anhaltspunkte, an denen eine Kompetenzförderung ansetzen kann. Betrachtet man den umweltbezogenen Ansatz zur Kompetenzförderung, so müssen in ihm die sozialen Netzwerke und die soziale Unterstützung gesichert werden sowie ökonomische (materielle Absicherung) und ökologische (bauliche Ausstattungen) Maßnahmen auf die Bedürfnisse des alten Menschen abgestimmt werden. Erhaltung der Kompetenz zielt auf eine Optimierung von somatischen und kognitiven Voraussetzungen für eine möglichst selbstständige Lebensweise und auf die Stärkung persönlicher und sozialer Prozesse der Lebensführung ab. Bei der Wahrung persönlicher Kompetenz handelt es sich vorwiegend um die Kontrollwahrnehmung eigenen Handelns und dem Erleben der eigenen Wirksamkeit. Weiters soll ein adäquater Umgang mit Anforderungen und Belastungen des Alters erlernt werden.

Olbrich (1990) verweist darauf, dass es eine Vielzahl von Ansätzen gibt, um Kompetenz zu erhalten oder zu stärken. Personologische Ansätze beziehen sich auf kognitive, soziale und/oder körperliche Kompetenzförderung. Umweltbezogene Ansätze wirken auf Umweltbedingungen ein, damit diese kompetentes Agieren erlauben. Transaktionale Ansätze beinhalten Bewältigungs- und Kontrollstrategien. Ganzheitliche Konzepte zur Erhaltung und Förderung von Kompetenz werden in Institutionen eingesetzt, um stark beeinträchtigten Menschen Kompetenzerfahrungen fernab von Behinderung und Krankheit zu ermöglichen. Im Idealfall geschieht dies mittels aktivierender Pflege, Orientierungsprogrammen oder psychosozialer Betreuung. Basierend auf dem Kompetenzmodell können therapeutische Interventionen zum Einsatz kommen, da auch beeinträchtigten Personen Fähigkeiten und Fertigkeiten zuerkannt werden.

2.6.6 Selektion-Optimierungs-Kompetenz Modell (SOK)

Das „SOK-Modell" von Baltes und Baltes (1989a) sowie von Baltes und Carstensen (1996) geht auf die von Carstensen (1987) entwickelte „Selectivity Theory" (sozioemotionale Selektivität) zurück. Diese besagt, dass es während des Alterungsprozesses in einigen Bereichen ein Disengagement gibt, welches in anderen (persönlich wichtigen) Bereichen wieder ausgeglichen wird. Erweiterung fand diese Theorie im „SOK-Modell". Der wesentlichste Faktor dieses Modells ist die angenommene Variabilität beim erfolgreichen Altern. Das Individuum bestimmt selbst, was individuell als erfolgreich gelten kann. Aussagen zum erfolgreichen Altern müssen sowohl die Zunahme der Vulnerabilität im Alter sowie die Zunahme von Verlusten und den damit verbundenen Herausforderungen physischer und psychischer Art umfassen. Aber auch vorhandene Ressourcen werden miteinbezogen. Nach Meinung der Autoren wird das „SOK-Modell" diesen Forderungen gerecht. Heterogenität, Plastizität und Resilienz sind die drei Kernkonzepte des SOK's. Mit **Heterogenität** bzw. Variabilität ist der Alterungsprozess gemeint, der sowohl kohortenspezifisch als auch individuell ausgeprägt ist. Unter **Plastizität** sind Ressourcen zu verstehen, die aktiviert werden können und neue Entwicklungsmöglichkeiten im Alter beinhalten. Mit dem Begriff **Resilienz** wird die Widerstandsfähigkeit des Selbst bezeichnet. Trotz Verlusten und abnehmender Reserven gelingt es dem alternden Menschen, ein intaktes Selbstwertgefühl aufrechtzuerhalten (Baltes & Baltes, 1989a,b).

Unter **Selektion** wird im „SOK-Modell" eine aktive oder passive Reduktion im Aktivitätsbereich verstanden, die aufgrund des Alters oder gesundheitlicher Beeinträchtigungen zu Stande kommt. Es geht dabei um das Auswählen von geeigneten Aktivitäten und nicht um eine bloße Reduktion. Selektion kann sowohl proaktiv als auch reaktiv sein. Unter proaktiv versteht man, dass künftige Veränderungen vom Individuum in vorausschauende Planungen miteinbezogen werden, um sich rechtzeitig Handlungsstrategien zurechtzulegen. Reaktiv ist Selektion dann, wenn Unvorhergesehenes eintritt oder die Person sich in Situationen fügen muss, die sie nicht verändern kann.

Als **Optimierung** bezeichnet man die Stärkung und Verfeinerung von Handlungsressourcen. Damit ist sowohl die intensive Verfolgung bestehender Ziele als auch die Entwicklung von neuen Zielen gemeint. Einhergehend mit einer Aktivierung und Stärkung vorhandener geistiger und körperlicher Ressourcen soll das Leben eine qualitative und quantitative Bereicherung erhalten. Dieser Begriff wurde von den Autoren gewählt, um zu zeigen, dass sich auch alte Menschen noch entwickeln können. In diesem Zusammenhang verweisen sie darauf, dass in der Realität alte Menschen oft unterfordert sind und eine Optimierung nur in geeigneten Umwelten möglich ist.

Unter **Kompensation** wird die Aufrechterhaltung des Funktionsniveaus trotz alterungs- bzw. krankheitsbedingter Verluste verstanden (z. B. mittels Trainings oder unter Verwendung geeigneter Hilfsmittel). Demnach geht es bei Kompensation um die Schaffung und Nutzung zielrelevanter Handlungsmittel und Handlungsressourcen. Kompensationsleistungen können sowohl automatisch als auch geplant zu Stande kommen. Ist ein Handlungsziel durch variable Handlungsweisen und unter Einsatz von verschiedenen Hilfsmitteln erreichbar, können Defizite, die der Zielerreichung hinderlich sind, gut kompensiert werden. Problematisch erscheinen Handlungsziele, die nur durch wenige oder gar nur eine Tätigkeit erreicht werden können. In solch einem Fall wirken sich Defizite gravierend aus und können sogar zur Aufgabe des Handlungsziels führen (Baltes & Carstensen, 1996).

Baltes und Baltes (1989b) beschreiben, dass der Prozess der Selektion, Optimierung und Kompensation in Pflegeheimen sehr gut zur Anwendung kommt. Eine Selektion kommt zu Stande, weil die räumliche und soziale Umwelt weniger Forderungen an die Pflegeheimbewohner stellt. Optimierung resultiert aus den für die Bewohner geschaffenen Möglichkeiten zur Übung in Bereichen, in denen eine Weiterentwicklung noch realisierbar ist. Kompensation wird den alten Menschen im Heim insofern ermöglicht, als sie umfassende technologische und medizinische Unterstützung erhalten, um mit den Beeinträchtigungen besser zurechtzukommen. Das „SOK-Modell" wird von den Autoren selbst als metatheoretische Basis definiert, da es auf alle Entwicklungsbereiche angewendet werden kann, erfährt aber speziell im Bereich der alten Menschen eine hohe Bedeutung.

Zusammenfassend lässt sich sagen, dass aktivitätsorientierte psychologische Alternstheorien das Handeln des alten Menschen sowohl als intrinsisch als auch extrinsisch motiviert betrachten. Bei zunehmender gesundheitlicher Beeinträchtigung erhalten Hilfestellungen aus der Umwelt einen immer größeren Stellenwert. Inwieweit aktivitätsorientierte psychologische Alternstheorien in aktuellen Forschungsvorhaben angewendet werden, wird im nächsten Kapitel beschrieben.

2.7 Aktueller Stand der Forschung

Recherchearbeiten in den Online-Datenbanken PsyNDEX und PsycINFO ergeben eine Vielfalt von Artikeln zum Thema Alter und alte Menschen, vorwiegend aus dem angloamerikanischen Raum. Zahlreiche Publikationen stammen aus den späten 1970er Jahren, woraus man auf einen Forschungshöhepunkt zu dieser Zeit schließen kann. An Studien, die auf der Aktivitätstheorie basieren und die es sich zur Aufgabe gemacht haben, das Aktivitätsniveau von alten Menschen zu erforschen, mangelt es. Bei den recherchierten Arbeiten handelt es sich vorwiegend um englischsprachige Literatur, von denen eine Auswahl nachfolgend präsentiert wird. Generell ist anzumerken, dass Forschung in Pflegeheimen eher selten vorkommt. Ähnliche publizierte Forschungsarbeiten aus dem deutschsprachigen Raum konnten keine gefunden werden. Aus diesem Grund wird anschließend eine Studie zu diesem Thema beschrieben, die an der Universität Klagenfurt durchgeführt und als Grundlage für die vorliegende Forschungsarbeit herangezogen wurde.

Green und Cooper (2000) gehen von den Forderungen der Ergotherapie aus, die Beschäftigung als Grundbedürfnis sieht, da diese die Lebensqualität positiv beeinflusst. Zu erforschen, inwieweit Ergotherapie in Institutionen ihre Anwendung findet, ist ein Ziel dieser Untersuchung. Weiters sollte herausgefunden werden, welche Aktivitäten von den Bewohnern durchgeführt werden und welche die Lebensqualität erhöhen können. Das Untersuchungsdesign sah eine Totalerhebung (20 Heime) in einem Bezirk im Nord-Westen von England vor. In einem halbstrukturierten Interview wurden die Pflegedienstleiter bzw. die Heimleiter über die Heimphilosophie, den Heimalltag und die jeweils angebotenen Aktivitäten befragt. Angaben zum Gesundheitszustand der Bewohner wurden ebenfalls über die Heimleitungen bezogen: 23 % aller Heimbewohner waren dement und 22 % depressiv.

Das Ergebnis zeigt, dass Ergotherapie lediglich in fünf Heimen von teilzeitbeschäftigten Therapeuten angeboten wurde. Die Auswahl möglicher Aktivitäten für die Heimbewohner wurde von den Pflegedienstleitungen getätigt. Das Personal war in diese Aktivitäten involviert, sofern dies im Tätigkeitsprofil definiert war. Unter den angebotenen Aktivitäten fanden sich vorwiegend handwerkliche Tätigkeiten und kleinere Ausflüge (u. a. Einkäufe). Die Resultate zeigen deutlich, dass Bewohner mit einem höheren funktionellen Status auch ein höheres Aktivitätsniveau aufweisen, sowohl was den Aktivitätsumfang als auch die ausgeführten Aktivitätstypen anbelangte. Positiv auf die Lebenszufriedenheit und damit auf die Lebensqualität wirken sich nur jene Aktivitäten aus, die von den Durchführenden als bedeutend wahrgenommen werden. Vier Faktoren, die eine Teilnahme an Heimangeboten bedingen, konnten abgeleitet werden: Fähigkeiten, Motivation, Kontroll- und Wahlmöglichkeit. Die Autoren verweisen am Schluss der Studie auf die Bedeutung von flexiblen und individuellen Tätigkeiten für die Bewohner, dabei komme es nicht auf ausgefeilte Aktivierungsprogramme an, sondern auf die Kreativität der Pflegedienstleiter, von denen sechs betonten, dass ihre Bewohner „normale“ Aktivitäten bevorzugen.

Harper Ice (2002) baut ihre Studie auf einer im Jahr 1974 in Amerika durchgeführten Forschungsarbeit auf. Diese Studie belegt, dass Heimbewohner 56 % ihres Tages mit Nichtstun verbringen. Daraus resultiert die Etablierung von unzähligen Aktivierungsprogrammen in den Institutionen, so die Autorin. Demzufolge müsste sich der Heimalltag in den vergangenen 30 Jahren stark geändert haben. Harper Ice musste dies allerdings widerlegen und ihre Ergebnisse zeigen, dass heute sogar 65 % der Zeit mit wenig oder gar keiner Aktivität verbracht wird. Lediglich 12 % ihrer Zeit verbringen Heimbewohner in der Ausübung von sozialen Aktivitäten. Die meiste Zeit über sind sie in ihrem Zimmer, allein und sitzend. Betont wird von der Autorin, dass es sich bei den kooperierenden Heimen um Häuser handelte, die großen Wert auf Pflegestandard und Aktivitäten legen, also eine Positivauswahl darstellen. An dieser Studie beteiligten sich 27 Bewohner mit einem Durchschnittsalter von 87 Jahren, die jeweils über 13 Stunden hinweg beobachtet wurden. Ort, Position, Stimmung und Aktivität der Bewohner wurden im Abstand von fünf Minuten Intervallen aufgezeichnet.

Als Erklärung bietet die Autorin an, dass sich die Aktivierungsprogramme in den letzten Jahren zwar verbessert und spezialisiert hätten, aber niemand darauf achtet, was die Bewohner machen, wenn sie nicht an einem Aktivierungsprogramm teilnehmen. Ein Ausweg aus diesem Dilemma wird jedoch nicht über das Anbieten weiterer Trainings gesehen, sondern in der Förderung von eigeninitiativen Handlungen, die negative Institutionalisierungseffekte verhindern sollen.

Cott und Fox (2001) fanden in ihrer Studie an institutionalisierten Kanadiern heraus, dass nicht die Freundschaft mit anderen Heimbewohnern mit Lebenszufriedenheit einhergeht, sondern Lebenszufriedenheit aus einer häufigen Teilnahme an Gruppenaktivitäten resultiert. Für privatlebende alte Menschen sind es vor allem Freundschaften, die die Lebenszufriedenheit positiv beeinflussen. Die Autoren verweisen darauf, dass es sich bei Freundschaften unter Privatlebenden um gewachsene Beziehungen handelt und nicht um Zweckbeziehungen, die aus einer bestimmten Situation resultieren. Weitere Forschungen werden benötigt, um herauszufinden, welche Gruppenaktivitäten für Lebenszufriedenheit Relevanz haben.

Die Untersuchung von Lefrancois, Leclerc, Dube, Hamel und Gaulin (2001) basiert auf der „Quebec Longitudinal Studie (QUELSA)“ des Alters, in der die Veränderung von Aktivitäten von 272 privatlebenden, beeinträchtigten und nicht-beeinträchtigten alten Menschen mittels strukturierter Interviews erforscht wurden. Dabei war nicht nur die Häufigkeit der Ausübung einer Aktivität von Bedeutung, sondern auch die Intensität der Ausübung. Ein eigenes Erhebungsinstrument wurde entwickelt, welches die ausgeführten Aktivitäten nach ihrer Intensität gewichtet. Die Studie bestätigt die Richtigkeit der Kontinuitätstheorie und verweist darauf, dass jeder Mensch individuelle Kernaktivitäten besitzt, die über Jahre hinweg konstant bleiben. Die Autoren schlagen vor, ein vermindertes Aktivitätsniveau, das durch Pflegebedürftigkeit bedingt ist, mittels freizeitähnlicher Aktivitäten wieder auszugleichen, um eine Verringerung der Lebensqualität zu verhindern.

Eine Studie von Salari und Rich aus dem Jahr 2001 untersucht das Verhalten von 72 alten Menschen in zwei unterschiedlichen Tagesstätten. Basierend auf den Beschreibungen von Goffmans totaler Institution wurde erforscht, in welcher Weise sich Interaktionen von Tagesstätten-Benutzern zweier unterschiedlicher Einrichtungen gestalten. Mittels der Methode der nicht-teilnehmenden Beobachtung konnte festgestellt werden, dass Interaktionen innerhalb der Peergroup der alten Menschen nur gering vorhanden sind und innerhalb der Institutionen generell wenig Raum für Autonomie und Privatheit existiert. Als Reaktion auf diese Umstände zeigen alte Menschen drei unterschiedliche Verhaltensweisen: Zurückgezogenheit, Unnachgiebigkeit oder Anpassung.

Pruchno und Rose (2002) gehen in ihrer Studie der Frage nach, wie alte Menschen in unterschiedlichen Wohnformen ihre Zeit verwenden. Der Vergleich von Bewohnern unterschiedlicher Wohnformen (hier: Pflegeheim, betreutes Wohnen und privatlebend mit Hilfsdiensten) wird von den Autoren als weitgehend unerforscht angegeben. Mittels des Yesterday-Interviews wurden insgesamt 123 alte Menschen über ihre Aktivitäten innerhalb eines Zeitraumes von 24 Stunden befragt. Die Angaben zu den Tätigkeiten erfolgten in 15 Minuten Intervallen, was zur Folge hat, dass Tätigkeiten von kürzerer Dauer nicht registriert werden konnten. Eine Kategorisierung der Aktivitäten wurde nach Lawton und

Mitarbeiter (1995, zit. nach Pruchno & Rose, 2002) vorgenommen. Die Ergebnisse zeigen, dass Pflegeheimbewohner mehr Sozialkontakte aufweisen, am wenigsten lesen und der Schwerpunkt auf Alltagsaktivitäten ausgerichtet ist. Alte Menschen im betreuten Wohnen verrichten am meisten Hausarbeiten, und Privatlebende sind sehr isoliert. Am Ende dieser Studie wird darauf verwiesen, dass weitere Forschungsarbeit auf diesem Gebiet notwendig ist.

Die Studie von Menec (2003) basiert auf den Daten der „Aging in Manitoba Studie (AIM)". Dabei handelt es sich um die größte und längste Altersstudie in Kanada, die von 1990 bis 1996 andauerte und sowohl privatlebende als auch institutionalisierte alte Menschen erfasste. Ausgangspunkt sind die Erkenntnisse der psychologischen Alternstheorien, die besagen, dass erfolgreiches Altern mit Aktivitäten verbunden ist. In diesem konkreten Fall wurde untersucht, welchen Einfluss Alltagsaktivitäten darauf nehmen. Die Aktivitäten wurden im Jahr 1990 gemessen, Wohlbefinden, funktionaler Status und Mortalität im Jahr 1996. Das subjektive Wohlbefinden wurde über Lebenszufriedenheit und Glück erschlossen. Die Ergebnisse bestätigen die Wichtigkeit von Aktivitäten in Bezug auf erfolgreiches Altern. Allerdings bedingen verschiedene Aktivitäten unterschiedliche Wirkungen. So konnte beispielsweise festgestellt werden, dass sich Einzelaktivitäten wie Handarbeiten lediglich auf die Zufriedenheit auswirken, soziale und produktive Aktivitäten hingegen die Zufriedenheit, die Funktion und die Mortalität positiv beeinflussen. Weiters zeigte sich, dass ein höheres Aktivitätsniveau sich sowohl im funktionalen als auch im kognitiven Status positiv niederschlägt.

Zimmermann, Scott, Park, Hall, Wetherby, Gruber-Baldini und Morgan (2003) fanden heraus, dass Bewohner von kleineren Heimen signifikant weniger Aktivitäten durchführen als Bewohner von größeren. Sowohl neue Heimformen als auch traditionelle, die mehr als 16 Betten aufweisen, bieten umfangreichere Heimangebote. Demnach ist die Teilnahme an Aktivitäten durch die Institutionsform bestimmt. Innerhalb von sieben Tage wurden von den Bewohnern im Durchschnitt 16 verschiedene Aktivitäten ausgeübt, wobei Frauen generell aktiver als Männer waren, mehr Telefonkontakte pflegten und sich weniger zurückzogen.

Wie eingangs erwähnt, konnte in den Online-Datenbanken zu diesem Bereich keine aktuellen deutschsprachigen Forschungsarbeiten gefunden werden. Die Beschreibung der nachfolgenden Studie „Analyse von aktivierenden Aktivitäten in Alten- und Pflegeheimen" von Jenull-Schiefer und Janig (2003), basiert auf den internen Arbeitsmaterialien der Universität Klagenfurt. Weitere Details finden sich in der Publikation der Studie unter Jenull-Schiefer und Janig (2004). In 11 Kärntner Alten- und Pflegeheimen wurde die Inanspruchnahme von Heimaktivitäten, die Durchführung von eigeninitiativen Handlungen und die Partizipation am Heimalltag von Bewohnern erforscht und mit den Heimangeboten in Verbindung gebracht. Die Inanspruchnahme und die Zufriedenheit mit den jeweiligen Angeboten wurden sowohl von den Heimbewohnern selbst als auch vom Pflegepersonal beurteilt. Die Bewohner wurden in einem face to face setting befragt und die Daten im Nachhinein anonymisiert. Die Daten des Personals wurden mittels eines anonymen Fragebogens erhoben (Jenull-Schiefer & Miklautz, 2002).

An der Studie beteiligten sich 255 Heimbewohner und 171 Pflegepersonen. Die Ergebnisse zeigen einerseits beträchtliche Unterschiede im Angebotsumfang der einzelnen Heime und andererseits eine große Diskrepanz in der Einschätzung der Aktivitäten von Bewohnern und Personal. Des Weiteren ist bei den befragten alten Menschen sowohl in Heimen mit einem großen als auch in solchen mit einem geringen Angebot eine generell hohe Zufriedenheit mit ihrer Situation zu verzeichnen.

Die im dritten Teil dieser Arbeit beschriebene eigene Studie baut auf dieser hier dargestellten auf und stellt gleichsam eine Erweiterung in Bezug auf die Methodik dar.

2.8 Desiderata

Forschungslücken im Bereich Aktivitäten von alten Menschen in Senioren- und Pflegeheimen bestehen vor allem für den deutschsprachigen Raum. Speziell für den Zeitraum der letzten drei bis fünf Jahre lassen sich keine Publikationen zu diesem Thema in Österreich, Deutschland oder der Schweiz nennen.

Wie sich aus den dargestellten Studien ergibt, ist ein Vergleich der Studien aufgrund unterschiedlicher Studiendesigns nicht möglich. Einerseits wird mit standardisierten Instrumenten gearbeitet, andererseits mit selbstkonstruierten Erhebungsverfahren. Die uneinheitliche Kategorisierung der einzelnen Aktivitäten trägt zu diesem Dilemma zusätzlich bei. Auf diesen Aspekt weisen auch Ritchey, Ritchey und Dietz (2001) hin. In ihrer Studie, die auf den Daten der „Americans' Changing Lives Panel Study" (1986 bis 1989) basiert, zeigen sie, dass Forschungsarbeiten zum Thema „Aktivität" problematisch sind, da es keine Vereinheitlichung im Messen von Aktivitäten gibt. Die Aussage, dass vermehrte Aktivität zu mehr Lebenszufriedenheit führt, wie sie von einigen Aktivitätstheoretikern vertreten wird, konnte mit den Ergebnissen ihrer Studie nicht belegt werden. Tatsache ist, dass nur bestimmte Aktivitäten im direkten Zusammenhang mit Lebenszufriedenheit stehen, vor allem Interaktionen mit Freunden,

Spaziergänge und Gartenarbeit. Als alternativen Erklärungsansatz, warum gerade diese Aktivitäten mit Lebenszufriedenheit und psychologischen Wohlbefinden in Verbindung stehen, schlagen sie vor, dass dafür ein besserer Gesundheitszustand, Eigenständigkeit und ein mobiler Lebensstil verantwortlich sein könnte. Von den Autoren wird einmal mehr darauf hingewiesen, dass auf dem Gebiet von Gesundheit/Krankheit und Aktivität mehr Forschungsarbeit benötigt wird. Die im dritten Kapitel vorgestellte eigene Studie greift diese Forderung auf und stellt die Bandbreite der Aktivitäten dar, die von gesundheitlich beeinträchtigten, alten Menschen in Institutionen durchgeführt werden können.

Pruchno und Rose (2002) weisen in ihrer Studie darauf hin, dass es an Forschungsarbeiten mangelt, die unterschiedliche Wohnformen von alten Menschen gegenüberstellen. Die eigene Studie, die sich mit dem Aktivsein von Senioren- und Pflegeheimbewohnern befasst, greift diese berechtigte Kritik auf und versucht die bestehende Forschungslücke in diesem Bereich zu schließen. Zusammenfassend lässt sich am Ende des theoretischen Teils sagen, dass dieser wegbereitend für die nun folgenden Ergebnisse betreffend das Aktivsein von alten, beeinträchtigten Menschen ist.

3. Empirische Studie „Aktivsein in Senioren- und Pflegeheimen“

3.1 Explikation der Fragestellungen

Ziel der Studie ist es, in Erfahrung zu bringen, welchen Aktivitäten Senioren- und Pflegeheimbewohnern nachgehen, und ob frühere Aktivitäten auch innerinstitutionär beibehalten werden. Auf die Bedeutsamkeit von Aktivität im Alter und die damit verbundenen positiven psychosozialen und somatophysischen Auswirkungen wurde im theoretischen Teil dieser Arbeit des Öfteren Bezug genommen. Anhand dieser Forschungsarbeit soll erhoben werden, ob Aktivsein in Heimen vor dem Hintergrund von Hilfe- und Pflegebedürftigkeit überhaupt möglich ist (Kap. 2.3 und 2.5) und wenn ja, unter welchen Bedingungen dieses Aktivsein zu Stande kommt. Des Weiteren trägt der Aktivitätenvergleich von Bewohnern unterschiedlicher Wohnformen der vorliegenden Studie zu einer Reduktion der in diesem Bereich bestehenden Forschungslücke (Kap. 2.8) bei.

Nachfolgende forschungsleitende Fragestellungen fokussieren nicht nur auf die Erforschung von aktuellen Aktivitäten, sondern sollen auch über lebensspannenbezogene Aktivitäten und Aktivitätspräferenzen der alten Menschen Aufschluss geben, um so umfassende Kenntnis von früheren (prämorbiden) Aktivitätsgewohnheiten zu erhalten. Basierend auf diesen Ergebnissen wird ein Screening-Verfahren entwickelt (Kap. 5), um die individuelle Anregbarkeit von alten Menschen praxisrelevant und zeitökonomisch zu erfassen. Auf dieser Grundlage können bedarfs- und bedürfnisgerechte Aktivitäten zur Verfügung gestellt werden.

Forschungsleitende Fragen:

- Welche Aktivitäten führen die Bewohner von Senioren- und Pflegeheimen aktuell durch?
- Handelt es sich dabei um die gleichen Aktivitäten wie zu Hause?
- Gibt es Wünsche an das Heimleben?
- Welche Lieblingsbeschäftigungen übten die Bewohner früher aus?
- Welche Erlebnisse im Heim werden als besonders schön beschrieben?

Forschungsrelevant ist in Bezug auf aktuelle Aktivitäten nicht, ob diese selbstständig durchgeführt werden oder nicht, da aufgrund der Zielgruppe davon ausgegangen werden kann, dass dafür unterschiedliche Hilfestellungen notwendig sind. Vielmehr ist entscheidend, inwieweit institutionalisierte alte Menschen mittels erhaltener Hilfestellungen aktiv sein können.

3.2 Studiendesign

Wie bereits in Kapitel 2.7 erwähnt, basiert die vorliegende Arbeit auf den Ergebnissen der Studie von Jenull-Schiefer und Janig (2004), die in 11 Kärntner Heimen die Inanspruchnahme der Heimangebote und die Zufriedenheit der Bewohner (Selbstrating) mit diesen erhoben haben. Des Weiteren galt den eigeninitiativen Handlungen besonderes Interesse. Zusätzlich wurde das Aktivitätsniveau und die Zufriedenheit der Bewohner auch seitens des Pflegepersonals (Fremdrating) eingeschätzt. Die vorwiegend quantitativ erzielten Daten sollen durch die vorliegende Arbeit einerseits eine qualitative Absicherung erhalten und andererseits um den Bereich der Seniorenheime erweitert werden. Des Weiteren berücksichtigt die eigene Studie das Thema Aktivität lebensspannenbezogen und beschränkt sich somit nicht nur auf die aktuell durchgeführten Heimaktivitäten. Vorliegende Arbeit versteht sich als Grundlagenforschung im Bereich der Aktivitäten von Senioren- und Pflegeheimbewohnern, da es im Bundesland Kärnten keine vergleichbaren Studien gibt und auch keine aktuellen deutschsprachigen Arbeiten, wie in Kapitel 2.8 beschrieben, zugänglich sind. Aus diesem Grund ist primär wichtig, eine umfassende deskriptive Darstellung aller Ergebnisse vorzunehmen, die im Anschluss daran analysiert werden.

3.3 Stichprobe

In der qualitativen Sozialforschung ist aufgrund ihrer Einzelfallbezogenheit (Strauss, 1994; Strauss & Corbin, 1996) nur schwer ein Ergebnis zu erzielen, welches generalisierbar ist und über den aktuellen Forschungsgegenstand hinausreicht. Vorliegende Studie versucht mittels einer Totalerhebung in zwei Senioren- und drei Pflegeheimen Daten zu ermitteln, die auch für andere Heime ihre Gültigkeit besitzen. Die Beteiligung aller Bewohner an dieser Studie wurde angestrebt, sofern ihr Gesundheitszustand es erlaubte und die Freiwilligkeit der Teilnahme gegeben war. Die Erhebungen wurden im Zeitraum Dezember 2002 bis Juni 2003 mit 131 Senioren- und Pflegeheimbewohnern durchgeführt.

Angaben über soziodemografische Daten wurden von den Bewohnern selbst gemacht bzw. mit dem Einverständnis des Bewohners sowie der Heim- und Pflegedienstleitung der Pflegedokumentation entnommen. Vor allem die Bewohner der Seniorenheime wussten sehr genau über ihre Erkrankungen und Medikation Bescheid. Einige Bewohner untersagten die Einsichtnahme in ihre Personaldaten, wollten aber die Forschungsfragen dennoch beantworten. Aus diesem Grund ergaben sich für die Auswertung der soziodemografischen Daten Fehldaten (missings).

3.3.1 Senioren- und Pflegeheime

Die Erhebungen wurden in zwei Seniorenheimen und drei Pflegeheimen in Kärnten (in Städten und in ländlicher Umgebung) durchgeführt. Um die Anonymität dieser Heime und seiner Bewohner zu wahren, wird auf eine genauere Charakteristik verzichtet. Zwei der Heime zählen aufgrund ihrer Bewohneranzahl ($\geq$ 100) zu den großen, eines zu den mittelgroßen (> 70) und die zwei anderen zu den kleineren Heimen (< 50). Die Wohnmöglichkeiten sind in den einzelnen Heimen unterschiedlich.

In den Seniorenheimen stehen den Bewohnern Garçonnièren mit Kochnischen, Bad/Dusche und WC zur Verfügung. In den Pflegeheimen gibt es überwiegend Doppelzimmer, aber auch Einzel- und Mehrbettzimmern sind zu finden. In diesen Institutionen ist es üblich, dass die Pflegezimmer krankenhausähnlich ausgestattet sind, mit Ausnahme eines Heimes, das den Bewohnern gestattet, die Pflegezimmer mit eigenen Möbeln einzurichten. Die Bewohner dieses Pflegeheimes betonten mehrfach, wie wichtig es für sie ist, mit den eigenen Möbeln wohnen zu dürfen. Üblicherweise werden aber nur Fernseher, Radio, Bilder und gegebenenfalls kleine Möbelstücke selbst mitgebracht. Die Garçonnièren in den Seniorenheimen werden bis auf die Kücheneinrichtung von den Bewohnern selbst eingerichtet.

Im Erhebungszeitraum Dezember 2002 bis Juni 2003 betrug die Gesamtbewohnerzahl der fünf Heime 419 Personen. Daten von 131 Bewohnern (31 %) konnten in die Ergebnisse einfließen. Nachfolgend findet sich eine genaue Charakteristik der Stichprobe. Als Ausschlusskriterium wurde eine Heimaufenthaltsdauer definiert, die unter einem Monat lag. Weiters wurde zu Beginn der Erhebungen der Ausschluss von Bewohnern mit einer diagnostizierten Demenz in Erwägung gezogen. In der Praxis zeigte sich jedoch, dass manche demenziell Erkrankte mit ihren Antworten wertvolle Beiträge zum Forschungsvorhaben lieferten. Infolge meines Aufenthaltes in den Heimen, der sich teilweise über mehrere Wochen erstreckte, konnten die Aussagen der Bewohner mittels nichtteilnehmender Beobachtung verifiziert werden. Aus diesem Grund mussten lediglich Bewohner mit einer schweren Demenz, bei denen eine Interviewführung nicht möglich war, von den Erhebungen ausgeschlossen werden.

3.3.2 Geschlecht

Seniorenheimbewohner			Pflegeheimbewohner		
50 Befragte		100 %	81 Befragte		100 %
männlich	10	20 %[2]	männlich	17	21 %
weiblich	40	80 %	weiblich	64	79 %

Tabelle 2: Geschlecht der Heimbewohner

Die Gesamtstichprobe von 131 Befragten setzt sich aus 27 männlichen (21 %) und 104 weiblichen (79 %) Heimbewohnern zusammen. Ebenso, wie bei privatlebenden ist auch bei institutionalisierten alten Menschen der Frauenanteil um etliches höher. Die höhere Anzahl von Frauen bei Personen über 60 Jahren wurde bereits im Theorieteil in Kapitel 2.1.4 behandelt.

3.3.3 Alter

Alter in Jahren	$\bar{x}$	min	max	SD
50 Seniorenheimbewohner	82	41	93	8
76 Pflegeheimbewohner (5 missings[3])	83	51	98	9

Tabelle 3: Alter der Heimbewohner

Die Gesamtstichprobe von 131 Befragten von Senioren- und Pflegeheimen, wurde wegen fehlender Daten (missings) in diesem Bereich nach unten revidiert.

Wie in der Tabelle 3 ersichtlich, gibt es keine nennenswerten Unterschiede in Bezug auf das Alter der Befragten. Rückschlüsse auf die Gruppe der Senioren- und Pflegeheimbewohner über die Variable „Alter" zu tätigen, ist daher nicht zulässig. Befremdend ist, dass Männer und Frauen mittleren Alters, die aufgrund ihrer Erkrankungen (Multiple Sklerose, Schlaganfall etc.) auf Betreuung und/oder Pflege angewiesen sind, ebenfalls in Heimen für alte und hochbetagte Menschen untergebracht werden und dies über Jahrzehnte hinweg.

---

[2] Prozentwerte gerundet.

[3] Fehldaten (missings) kommen zu Stande, da einige Befragte die Verwendung ihrer soziodemografischen und anamnestischen Daten untersagten. Die Berechnung der Prozentwerte bezog sich daher auf die revidierte Bewohneranzahl.

3.3.4 Aufenthaltsdauer

Aufenthalt in Monaten	$\bar{x}$	min	max	SD
50 Seniorenheimbewohner	71	3	195	54
77 Pflegeheimbewohner (4 missings)	26	1	136	24

Tabelle 4: Aufenthaltsdauer der Heimbewohner

In diesem Bereich lassen sich sehr große Unterschiede zwischen den beiden Gruppen feststellen. Der durchschnittliche Aufenthalt beträgt zum Erhebungszeitpunkt bei den Seniorenheimbewohnern rund sechs Jahre, bei den Pflegeheimbewohnern jedoch nur rund zwei Jahre. Eine Befragte wohnt bereits seit 16 Jahren im Seniorenheim. Dieses Ergebnis lässt den Schluss zu, der sich auch in der Praxis bestätigt, dass Seniorenheimbewohner bereits recht früh in ein Wohnheim ziehen.

Einige Befragte gaben an, dass ihre Übersiedelung, rückblickend betrachtet, eigentlich zu früh stattfand. Gezieltes Nachfragen brachte das Ergebnis, dass diese Menschen mit Ausnahme von drei Personen, freiwillig und bei relativ guter Gesundheit in die Institution gezogen sind. Der Umzug wurde zum größten Teil selbst organisiert, was im krassen Gegensatz zu den befragten Pflegeheimbewohnern steht. Diese Thematik ist in der Fachliteratur bekannt und wurde daher bereits ausführlich in Kapitel 2.4 behandelt.

3.3.5 Schulbildung

Schulbildung (höchste abgeschlossene)	**Seniorenheim (7 missings)**		**Pflegeheim (5 missings)**	
	43 Befragte	**%**	**76 Befragte**	**%**
Keinerlei Schulbildung	0	0	1	1
Volksschule	13	30	34	45
Haupt- bzw. Bürgerschule	15	35	25	33
Berufsbildende Schule	13	30	12	16
Allgemeinbildende höhere Schule	1	2,5	3	4
Universität	1	2,5	1	1

Tabelle 5: Schulbildung der Heimbewohner

Während in den Seniorenheimen die Befragten als höchste abgeschlossene Schulbildung die Haupt- bzw. Bürgerschule aufweisen, ist dies bei den Bewohnern der Pflegeheime die Volksschule. Betrachtet man die Gesamtstichprobe von 119 Befragten, so sind es immerhin 47 Personen (40 %), die lediglich die Volksschule besuchen konnten. Die Dauer des Volksschulbesuches wurde keiner Auswertung unterzogen. Aus den Daten geht jedoch hervor, dass sie speziell im Bereich der Volksschule sehr unterschiedlich ist.

Nur ganz wenige der Befragten hatten überhaupt die Möglichkeit, eine längere Schulausbildung zu absolvieren. Als Grund dafür gaben sie die schlechte wirtschaftliche Lage infolge der Kriege an. Viele wuchsen in ärmlichen Verhältnissen auf und mussten früh anfangen mitzuarbeiten. Der Besuch einer höheren Schule war den Mädchen, bis auf wenige Ausnahmen, nicht möglich. Viele der befragten Pflegeheimbewohnerinnen sagten aus, dass es damals unüblich war, Mädchen eine längere Schulbildung zu gewähren. Die Meinung der Öffentlichkeit war, so die Befragten, das Frauen aufgrund ihrer späteren Verheiratung nicht allzu großer Bildung bedurften. Eine Pflegeheimbewohnerin hatte überhaupt nicht die Gelegenheit, die Schule zu besuchen. Lesen lernte sie erst mit 20 Jahren, als sie als Kindermädchen beschäftigt war und die Gelegenheit nutzte, um mit den ihr anvertrauten Kindern mitzulernen. Sie bezeichnet das Lesen für sich selbst als Segen. Sehr gering ist auch die Anzahl jener Interviewpartner, die eine allgemeinbildende höhere Schule oder die Universität besucht haben.

3.3.6 Beruf

Beruf (zuletzt ausgeübter)	**Seniorenheim (4 missings)**		**Pflegeheim (1 missing)**	
	46 Befragte	**%**	**80 Befragte**	**%**
Arbeiter	15	33	24	30
Angestellter/Beamter	17	37	31	39
Selbstständigkeit	5	11	7	9
Hausfrau	9	19	18	22

Tabelle 6: Beruf der Heimbewohner

Auch hier wurde die Gesamtstichprobe um die fehlenden Daten reduziert und die Prozentwerte auf dieser Basis ermittelt. Die meisten Befragten, sowohl im Senioren- als auch im Pflegeheim, waren zuletzt in einem Angestelltenverhältnis oder als Beamte beschäftigt. Unter dieser Gruppe befinden sich sehr viele Frauen, die aufgrund von Weiterbildungskursen im öffentlichen Dienst höhere Positionen innehatten. Rund ein Viertel der befragten Frauen waren Hausfrauen (27 Bewohnerinnen), alle anderen standen bis zu ihrer Pensionierung aktiv im Berufsleben.

Analog zum Erhebungsbogen für die soziodemografischen Daten sollte bei Hausfrauen nachgefragt werden, welchen Beruf der Ehemann zuletzt ausgeübt hatte. Aus ethischen Bedenken wurde auf die Erhebung dieser Variablen in den meisten Fällen verzichtet, da einige Bewohnerinnen nicht über ihren Mann sprechen wollten. Eine Auswertung konnte daher nicht vorgenommen werden.

3.3.7 Familienstand

Familienstand	Seniorenheim (1 missing)		Pflegeheim (2 missings)	
	49 Befragte	%	79 Befragte	%
Ledig	9	18	7	9
Verheiratet	1	2	9	11
Geschieden	3	6	5	6
Verwitwet	36	74	58	74

Tabelle 7: Familienstand der Heimbewohner

Rund drei Viertel aller Befragten sind verwitwet, und ca. 15 % (18 Personen) der befragten Senioren- und Pflegeheimbewohner haben noch einen Partner. Acht Bewohner dieser 15 % sind von ihrem Ehepartner geschieden, 10 sind verheiratet und werden vom Partner besucht. Die Situation von Heimbewohnern mit einem zu Hause lebenden Ehepartner gestaltet sich schwierig und wird häufig als sehr deprimierend beschrieben. Daraus resultiert auch, dass sich diese Personen an das Heimleben nicht wirklich anpassen können. Positiv an dieser Situation ist, dass sie häufig Besuch von ihren Partnern erhalten.

3.3.8 Erkrankungen

Erkrankungen	Seniorenheim (5 missings)		Pflegeheim (11 missings)	
	45 Befragte	%	70 Befragte	%
Augenerkrankungen	3	7	10	14
Erkrank. des Bewegungsapparates	14	31	24	34
Hauterkrankungen	2	4	4	6
Herz-Kreislauf-Erkrankungen	28	62	52	74
HNO Erkrankungen	1	2	1	1
Lungenerkrankungen	4	9	2	3
Magen-Darm-Erkrankungen	6	13	9	13
Neoplasien	1	2	5	7
Neurologische Erkrankungen	12	27	50	71
Psychiatrische Erkrankungen	5	11	23	33
Stoffwechselerkrankungen	13	29	28	40
Unfälle	7	16	5	7
Urolog./Gynäkolog. Erkrankungen	5	11	19	27
Zahnerkrankungen	0	0	1	1

Tabelle 8: Erkrankungen der Heimbewohner

Die obige Tabelle gibt Auskunft darüber, an welchen Krankheiten die Befragten leiden. An erster Stelle liegen sowohl bei den Senioren- als auch bei den Pflegeheimbewohnern die Herz-Kreislauf-Erkrankungen. Beim zweiten Platz klaffen die Ergebnisse weit auseinander. Im Bereich der Pflegeheime nehmen den zweiten Rang die neurologischen Erkrankungen ein. An zweiter Stelle bei den befragten Seniorenheimbewohnern stehen die Erkrankungen des Bewegungsapparates. Den dritten Platz nehmen sowohl bei den Senioren- als auch bei den Pflegeheimbewohnern die Stoffwechselerkrankungen ein.

Nahezu ein Drittel der Pflegeheimbewohner leidet an diagnostizierten und medikamentös behandelten psychiatrischen Erkrankungen. Bei den Seniorenheimbewohnern ist der Prozentsatz niedriger, liegt aber dennoch bei über 10 %. Die Zahlen beziehen sich auf die diagnostizierten Erkrankungen (Arztbriefe), die den heimeigenen Pflegedokumentationen zu entnehmen waren bzw. von den Bewohnern selbst berichtet wurden. Die Dunkelziffer dürfte wesentlich höher sein. In dieser Rubrik wurden nur die klassischen psychiatrischen Erkrankungen wie Depressionen und Psychosen erfasst. Diagnostizierte Demenzerkrankungen wurden zu den neurologischen Erkrankungen gezählt, da sich entsprechend den Ausführungen in Kapitel 2.2.5 Gewebeveränderungen mittels bildgebender Verfahren nachweisen lassen. Würden die Demenzerkrankungen aufgrund der damit einhergehenden massiven kognitiven Beeinträchtigungen und der psychosozialen Auswirkungen ebenfalls zu den psychiatrischen Erkrankungen gezählt werden, würde ein Wert von über 50 % von psychiatrisch erkrankten Pflegeheimbewohnern überschritten werden. D. h. also, dass über die Hälfte der Befragten in den Pflegeheimen psychiatrisch zu behandelnde Krankheiten aufweisen, wobei eigens hervorgehoben werden muss, dass an dieser Studie die vitaleren Pflegeheimbewohner mitwirkten. Diese Zahlen sprechen für sich und bedürfen keiner weiteren Interpretation. An dieser Stelle wird nochmals betont, dass es eine durchgehende psychosoziale Betreuung von Heimbewohnern nicht gibt (Kap. 2.3.1.4). In den Seniorenheimen leiden weitaus weniger alte Menschen an psychiatrischen Krankheiten. Würden die demenziell Erkrankten aus den Seniorenheimen zu den psychiatrischen Krankheiten dazugezählt werden, würde sich die Prozentzahl nur geringfügig von 11 auf 16 % erhöhen.

3.3.9 Diagnoseanzahl

Diagnoseanzahl	$\bar{x}$	min	max	SD
45 Seniorenheimbewohner (5 missings)	3	0	10	2
71 Pflegeheimbewohner (10 missings)	5	0	11	2

Tabelle 9: Diagnoseanzahl der Heimbewohner

Der Großteil der befragten Pflegeheimbewohner ist multimorbid. 17 Personen, rund ein Viertel, weisen vier verschiedene Diagnosen auf und 13 Personen (18 %) drei verschiedene. Ein Pflegeheimbewohner weist 10 und ein weiterer sogar 11 verschiedene behandelbare Erkrankungen auf. Die Multimorbiditätsrate bei den Seniorenheimbewohnern ist wesentlich niedriger. Neun Personen der Seniorenheime, also ein Fünftel, haben zwei diagnostizierte Erkrankungen und acht Personen (18 %) nur eine. Sieben Seniorenheimbewohner (16 %) weisen überhaupt keine Erkrankungen auf. Im Bereich der Pflegeheime sind das nur zwei Personen (3 %), die lediglich aufgrund ihres Alters institutionalisiert wurden.

3.3.10 Medikamentenanzahl

Medikamentenanzahl	$\bar{x}$	min	max	SD
42 Seniorenheimbewohner (8 missings)	5	0	13	4
71 Pflegeheimbewohner (10 missings)	7	0	19	3

Tabelle 10: Medikamentenanzahl der Heimbewohner

Der Trend, der sich schon bei der Variable Diagnoseanzahl abgezeichnet hat, setzt sich hier fort. Pflegeheimbewohner weisen eine höhere Diagnoseanzahl auf und bekommen auch mehr Medikamente verabreicht. Nur eine Pflegeheimbewohnerin (1 %) erhält keine Medikamente. Im Gegensatz dazu benötigen sieben Seniorenheimbewohner (17 %) keine pharmakologische Therapie. Allerdings muss ein Seniorenheimbewohner (2 %) 13 verschiedene Medikamente nehmen und zwei Pflegeheimbewohner (3 %) benötigen sogar 19 verschiedene Medikamente. Das Gros der Seniorenheimbewohner, genau genommen sieben Personen (17 %), nehmen täglich sieben verschiedene Medikamente ein und 14 Pflegeheimbewohner, rund ein Fünftel, jeweils fünf Medikamente. Bei der Erfassung der Medikamente wurde nur darauf geachtet, welche unterschiedlichen Präparate vom Bewohner in der Regel täglich eingenommen werden müssen.

3.3.11 Beeinträchtigungen

Beeinträchtigungen	Seniorenheim		Pflegeheim	
	50 Befragte	%	81 Befragte	%
Gehbehinderung – Stockeinsatz	12	24	11	14
Gehbehinderung – Rollator	2	4	19	23
Gehbehinderung – Rollstuhl	1	2	39	48
Selbst. Fortbewegung möglich	50	100	57	70
Lähmung linker Arm	0	0	11	14
Lähmung rechter Arm	0	0	3	4
Massive Schwerhörigkeit	2	4	14	17
Massive Sehbeeinträchtigung	1	2	12	15
Blindheit	1	2	2	2
Kontraktionen	0	0	3	4
Starke Schmerzen	2	4	7	9
Starker Tremor	1	2	5	6
Sprechprobleme	0	0	2	2

Tabelle 11: Funktionelle Beeinträchtigungen der Heimbewohner

In Bezug auf funktionelle Beeinträchtigungen, mit denen Bewohner ihren Alltag gestalten müssen, zeigt sich der Unterschied zwischen Senioren- und Pflegeheimbewohnern am deutlichsten. Alle Befragten aus den Seniorenheimen können sich selbstständig fortbewegen, auch wenn bei einigen eine eingeschränkte Mobilität besteht, die mittels Stöcken oder Rollator gut kompensiert werden kann. Eine Befragte konnte sich, aufgrund der Folgen einer akuten Erkrankung, zum Erhebungszeitpunkt nur in ihrer Garçonnière frei bewegen, in den Speisesaal musste sie mit dem Rollstuhl gebracht werden.

Nahezu drei Viertel der Befragten aus den Pflegeheimen sind in der Lage sich einigermaßen selbstständig fortzubewegen. Wie aus der Tabelle hervorgeht, basiert diese Mobilität auf dem Einsatz von Stöcken, Rollatoren und Rollstühlen. Viele der befragten Rollstuhlfahrer haben eine sehr beeindruckende Technik entwickelt, um sich mit ihren Rollstühlen innerhalb des Heimes und im Garten frei zu bewegen. Betrüblich ist die Situation jener 24 befragten Pflegeheimbewohner (30 %), die vollständig immobil sind und nur mittels fremder Hilfe in den Speisesaal oder zu einer Gruppenaktivität gelangen können. Der größte Teil der Befragten sitzt aufgrund einer Lähmung der Beine, resultierend aus einem Schlaganfall, im Rollstuhl.

Alle anderen beobachteten Beeinträchtigungen sind bei den Pflegeheimbewohnern im höheren Ausmaß als bei den Seniorenheimbewohnern vorhanden. Besonders hinderlich im Kontakt mit Mitbewohnern ist eine ausgeprägte Schwerhörigkeit, an der 16 aller 131 Befragten (12 %) leiden. Die Kommunikation mit anderen hörbeeinträchtigten Menschen ist nahezu unmöglich. Probleme mit der akustischen Wahrnehmung wiesen andere Personen auch auf, diese wussten sich aber zu helfen, indem sie beispielsweise ein Hörgerät verwendeten oder sich ganz nah zu Mitbewohnern oder Gruppenleitern setzten etc. Weiters litten 16 Personen aller Befragten (12 %) an einer gravierenden Sehbeeinträchtigung bzw. einer Erblindung. In Bezug auf die Kommunikationsmöglichkeiten mit den Mitbewohnern ist diese Beeinträchtigung kein allzu großer Störfaktor. Im Gegenteil: Diese Bewohner lernte ich als besonders redselig und aufgeschlossen kennen. Sie konnten zwar ihr Gegenüber, wenn überhaupt nur schemenhaft erkennen, nützten aber die Möglichkeit einen Gesprächspartner zu haben sehr gut aus.

Insgesamt müssen 14 Pflegeheimbewohner (17 %) mit einem gelähmten Arm zurechtkommen. Angesprochen auf diese Beeinträchtigung gaben 11 Personen (13 %) an, froh zu sein, dass es sich dabei um den linken Arm handelt. Eine massivere Hilfebedürftigkeit ergibt sich für die drei Personen (4 %), bei denen der rechte Arm gelähmt ist, wegen ihrer Rechtshändigkeit.

3.3.12 Pflegestufe

Pflegestufe	Seniorenheim (0 missing)		Pflegeheim (10 missings)	
	50 Befragte	%	71 Befragte	%
Keine Pflegestufe	29	58	0	0
Pflegestufe 1	5	10	0	0
Pflegestufe 2	12	24	8	11
Pflegestufe 3	3	6	13	19
Pflegestufe 4	1	2	33	47
Pflegestufe 5	0	0	15	21
Pflegestufe 6	0	0	1	1
Pflegestufe 7	0	0	1	1

Tabelle 12: Pflegeeinstufung der Heimbewohner

Als letzte Variable im Bereich der soziodemografischen Daten erfolgt die Darstellung der Pflegestufen, denen die Befragten, resultierend aus Diagnosen und Beeinträchtigungen, zugeteilt sind. Wie bereits in Kapitel 2.3 beschrieben, ist die Höhe des Pflegegeldes von der Höhe der Pflegeeinstufung abhängig. Diese wird auf der Grundlage der monatlich benötigten Hilfe- und Betreuungsstunden ermittelt. Während in den Seniorenheimen weit mehr als die Hälfte der Befragten keine Pflegeeinstufung aufweisen, sind es in den Pflegeheimen nahezu die Hälfte, die Pflegegeld der Stufe vier beziehen.

Mit der in diesem Kapitel ausführlichen Darstellung der Stichprobencharakteristik durch Aufbereitung der sozidemografischen und anamnestischen Daten, sollte der Leser umfassende Information über die Zusammensetzung der Stichprobe erhalten, um verstehen zu können, welch große Leistung Aktivsein für diese Personengruppe darstellt. Nochmals anzumerken ist, dass es sich selbst bei diesen Befragten um eine so genannte Positivauswahl von Bewohnern beider Institutionsformen handelt, d. h. es haben vor allem jene Senioren- und Pflegeheimbewohner an der Studie mitgewirkt, die innerhalb ihrer Einrichtungen zu den rüstigeren zählen und dadurch zu einer positiven Verzerrung der Ergebnisse beigetragen haben.

3.4 Methodik der Studie

Für die Totalerhebung in den zwei Senioren- und den drei Pflegeheimen wurde eine Vorgangsweise analog den Methoden der qualitativen Sozialforschung gewählt. Den alten Menschen sollte die Gelegenheit eingeräumt werden, selbst Auskunft über die eigene Person zu geben, was in vielen Studien vernachlässigt wird. In Anbetracht der Stichprobengröße ist eine qualitative Vorgehensweise ein zeitintensives und aufwendiges Unterfangen. Im Hinblick auf die zu untersuchende Personengruppe jedoch ist sie durchaus berechtigt, weil sie alten Menschen soziale Interaktionen ermöglicht, die aufgrund der Institutionalisierung sehr beschränkt sind (Gereben & Kopinitsch-Berger, 1998). Anfänglich wurden andere Methoden der Datengewinnung diskutiert, so wäre z. B. eine (nicht-) teilnehmende Beobachtung (Girtler, 1992; Hopf & Weingarten, 1993) ebenso möglich gewesen wie eine quantitative Erhebung. Zweitere reduziert allerdings den Bewohner auf das Niveau eines bloßen Datenlieferanten (Mayring, 2002) und ermöglicht keine individuelle Datenerfassung. Auf diese beiden Vorgangsweisen wurde zugunsten von Interviews, Gruppendiskussionen und einem offenen Fragebogen verzichtet, die nicht nur den Befragten soziale Interaktionen ermöglichen, sondern auch dem Forscher die Möglichkeit bieten, bei Unklarheiten nachfragen zu können und somit die Gefahr von Fehlinterpretationen zu minimieren (Flick, 1995; Lamnek, 1995). Im Bereich der Datenaufbereitung, Datenauswertung und Ergebnispräsentation wurde der Kombination von qualitativen und quantitativen Elementen der Vorzug gegeben.

3.4.1 Erhebungsverfahren

Da es sich bei den zu befragenden Heimbewohnern um zwei unterschiedliche Gruppen von alten Menschen handelt, den rüstigen Seniorenheimbewohnern und den betreuungsbedürftigen Pflegeheimbewohnern, muss ein Erhebungsverfahren zum Einsatz kommen, das einerseits sensitiv auf die jeweiligen Fähigkeiten und Fertigkeiten der Bewohner abgestimmt ist und andererseits den Forschungsgegenstand auf wenige Fragen beschränkt, damit keine unbewältigbaren Datenmengen zu Stande kommen. In Anbetracht dieser Überlegungen schienen das **problemzentrierte (fokussierte)** Interview für stärker beeinträchtigte Pflegeheimbewohner, die **Gruppendiskussion (Fokusgruppe)** für rüstige Pflege- und Seniorenheimbewohner und **eine offene Fragebogenerhebung** für besonders rüstige Seniorenheimbewohner als geeignet. Alle drei Verfahren basieren auf einem Interviewleitfaden, dessen Konzeption nachfolgend vorgestellt wird.

3.4.1.1 Konzeption des Interviewleitfadens

Der Interviewleitfaden wurde so konzipiert, dass das Aktivitätenspektrum von Senioren- und Pflegeheimbewohnern möglichst umfassend erfasst werden kann. Wichtig ist dabei, dass nicht nur das aktuelle Aktivitätsniveau erhoben wird, sondern auch Informationen über lebensspannenbezogene Aktivitäten von den Befragten bekannt werden.

Einleitung zum Forschungsgegenstand
und Einholen der Zustimmungserklärung.
Frage 1)
Ich möchte Sie fragen, welche Aktivitäten Sie derzeit im Heim durchführen?
Frage 2)
Sind das die gleichen Aktivitäten, die Sie zu Hause auch schon gemacht haben?
Wenn, nein:
Frage 2a)
Was glauben Sie, warum Sie vor Ihrem Heimeintritt viel aktiver waren, als heute? Was hindert Sie daran, heute noch so aktiv wie früher (vor Heimeintritt) zu sein?
Frage 3)
Was würden Sie im Heim gerne machen? Vermissen Sie etwas?
Gibt es etwas was Sie sich wünschen würden?
Was würde Ihnen Freude machen?
Vielleicht möchten Sie auch mit anderen Bewohnern gemeinsam etwas machen?
Frage 4)
Gibt es eine Tätigkeit (Hobby), die Sie schon Ihr ganzes Leben lang sehr gerne gemacht haben?
Frage 5)
Würden Sie mir bitte von einem schönen Erlebnis im Heim berichten?
Schildern Sie mir das bitte.
Was haben Sie da gemacht?

ad Frage 1) Mit dieser Fragestellung wird der Aktivitätenradius, die Anzahl der unterschiedlichen Aktivitäten in der Gegenwart von den Senioren- und Pflegeheimbewohnern der fünf Heime erfasst, also die Quantität. Des Weiteren soll daraus auch die Qualität der ausgeübten Tätigkeiten hervorgehen. Mit Qualität ist der Wert gemeint, den diese Aktivität für den Bewohner besitzt, ob er sie gerne und selbstbestimmt ausführt oder nur resignativ in Ermangelung einer Alternative oder gar ohne Wahlfreiheit, an einer Aktivität teilnehmen muss. Zugegebenermaßen sind Aussagen über die subjektive Bedeutung der ausgeführten Tätigkeiten ein anspruchsvolles Unterfangen. Eine sensible Vorgehensweise ist dabei notwendig, um Fehlinterpretationen zu vermeiden.

Aus der Studie „Analyse von aktivierenden Angeboten in Alten- und Pflegeheimen“ (Jenull-Schiefer & Janig, 2004) ist bekannt, welche aktuellen Aktivitäten Heimbewohner durchführen. Die Ergebnisse über aktuelle Aktivitäten von Heimbewohnern, die aus dieser Studie hervorgingen, wurden im eigenen Interviewleitfaden genutzt und zur Erleichterung vorab in acht Kategorien eingeteilt. Infolge dieser Kategorisierung sollte während der Erhebungen gewährleistet werden, dass gezielt nach Aktivitäten gefragt werden kann, sofern vom Bewohner selbst keine ergiebigen Informationen darüber gemacht werden. Das Problem bei der Erhebung und Messung von Aktivitäten besteht darin, dass nicht immer eine zufrieden stellende Lösung in Bezug auf die Kategorienbildung erzielt werden kann und manchmal die Zuordnung von Einzelaktivitäten in die entsprechenden Kategorien einen Kompromiss darstellt. Auf dieses Problem haben auch schon Ritchey und Mitarbeiter (2001) hingewiesen. Die eigene Kategorisierung ist demnach ein Versuch, die unterschiedlichen Aktivitäten bestmöglich in untenstehende acht Kategorien einzuteilen.

- Haushalts- bzw. arbeitsähnliche Aktivitäten,
- Mithilfemöglichkeiten im Heim
- Soziale/gesellschaftliche Aktivitäten
- Kulturelle/geistige Aktivitäten
- Kreative/handwerkliche Aktivitäten
- Gesundheitliche Aktivitäten
- Sportliche Aktivitäten
- Religiöse Aktivitäten
- Politische Aktivitäten

ad Frage 2) und 2a) Frage zwei basiert auf Ausführungen in der Literatur, die besagen, dass eine Heimübersiedelung sowohl das Aktivitätsniveau reduziert als auch den Aktivitätenradius einschränkt (Harper Ice, 2002; Tews, 1974). Mit dieser retrospektiven Frage soll in Erfahrung gebracht werden, ob diese Annahme der Realität entspricht. Von großem Interesse ist es auch zu erfahren, welche Gründe (Krankheit oder Heimumfeld) für eine Veränderung von den Bewohnern selbst dafür verantwortlich gemacht werden.

ad Frage 3) Diese Frage nimmt wieder Bezug auf die unmittelbare Gegenwart. Mit ihr soll erforscht werden, ob die Bewohner selbst Einfluss auf ihr Leben im Heim nehmen möchten, ob sie gewillt sind, dieses nach ihren eigenen Bedürfnissen zu gestalten, oder ob sie ihrem Heimleben nur noch resignativ gegenüberstehen, was in der Auseinandersetzung mit der eigenen Endlichkeit durchaus der Fall sein kann. Das Äußern von Wünschen und der Wille, aktiv an der eigenen Situation etwas zu verändern, werden von Lehr (1991) als Zeichen von Anregbarkeit verstanden, als Ausdruck dafür, seine Interessen beibehalten und diese in den Heimalltag integrieren zu wollen. Die Antworten auf diese Frage sollen also Aufschluss über die Anregbarkeit der Befragten geben.

ad Frage 4) Damit soll in Erfahrung gebracht werden, welche Hobbys (Lieblingsbeschäftigungen) die jetzt alten Menschen früher gehabt haben. Des Weiteren soll damit erkundet werden, ob diese Tätigkeiten eventuell in adaptierter Form auch unter krankheitsbedingten Beeinträchtigungen durchgeführt werden könnten. Das Ausüben von Hobbys wird in der Literatur kontrovers diskutiert. Einerseits wird beschrieben, dass eine solche Tätigkeit subjektives Wohlbefinden herbeiführen kann (Plattner & Ehrhardt, 2002) und andererseits kann das Betreiben eines Hobbys im Alter als sinnlos empfunden werden, weil die Komplementärstellung zur beruflichen Tätigkeit nicht gegeben ist (Carrel, 1995).

ad Frage 5) Den Schluss des Interviewleitfadens bildet eine narrative Sequenz (Flick, 1995). Der Bewohner erhält hier die Gelegenheit, uneingeschränkt davon zu berichten, welche Erlebnisse ihm im Heim als schön und angenehm in Erinnerung sind. Von Bedeutung ist hierbei, welche Rolle der Befragte in diesen Situationen eingenommen hat. War er aktiv beteiligt oder passiver Konsument eines Heimangebotes? Worauf führt der Bewohner zurück, dass er diese Ereignisse als schön empfunden hat? In diesem Zusammenhang ist es ungeheuer wichtig, dass der alte Mensch seine Emotionen äußert.

Abschließend soll noch einmal vermerkt werden, dass diese fünf Fragen des Interviewleitfadens als Basis für die drei Erhebungsverfahren dienen, die nachfolgend vorgestellt werden.

3.4.1.2 Problemzentriertes (fokussiertes) Interview

Das problemzentrierte Interview (Lamnek, 1995; Mayring, 2002) wurde als geeignetes Erhebungsverfahren ausgewählt, um stärker beeinträchtigte Pflegeheimbewohner im Einzelsetting zu befragen. Mit Hilfe des problemzentrierten Interviews schien gewährleistet, dass die Pflegeheimbewohner einerseits auf die Interviewfragen antworten und andererseits auch noch die Möglichkeit erhalten das zu sagen, was für sie darüber hinaus wichtig ist. Der Begriff „problemzentriertes Interview“ wurde von Witzel (1982, 1985) geprägt und fasst alle Formen von offenen, halbstrukturierten Interviewtechniken zusammen. Diese Befragungsart lässt die Interviewpartner möglichst frei antworten und kommt damit einem offenen Gespräch sehr nahe. Fokussiert wird es durch die forschungsleitenden Fragen, zu denen der Interviewer immer wieder zurückkehrt. Zusammenfassend lässt sich sagen, dass das problemzentrierte Interview den sprachlichen Zugang wählt, um die Fragestellung auf dem Hintergrund subjektiver Bedeutungen, vom Forschungssubjekt selbst formuliert, zu erhalten. Die dem Forschungsgegenstand zugrunde liegende objektive Seite wurde zuvor vom Forscher analysiert und in die Interviewfragen integriert (Mayring, 2002).

Die Interviewanbahnung ist bei allen drei Erhebungsverfahren die gleiche und wird daher nur in diesem Kapitel kurz beschrieben. Der Interviewer stellt sich bei den Bewohnern vor und gibt Auskunft über den Zweck seines Aufenthaltes im Heim. Anlässlich der Vorstellung soll ein Termin für die Durchführung des Interviews vereinbart bzw. kann das Interview auch gleich geführt werden, sofern dies vom Bewohner gewünscht wird. Der Interviewer kann die Reihenfolge und Formulierungen der Interviewfragen variieren, so wie es die Situation erfordert, um größtmöglich auf den Gesprächspartner eingehen zu können. Ebenso sollen die Sprache (Dialekt vs. Hochdeutsch) des Interviewers und seine Sprechtechnik (lautes, langsames und deutliches Sprechen, Wiederholen der Fragen) auf die Bedürfnisse der zu befragenden Personengruppe abgestimmt sein. Nicht nur die Erhebungsverfahren müssen sensitiv sein, sondern auch die Vorgehensweise des Forschers. Alle Interviews werden auf Tonband aufgezeichnet.

3.4.1.3 Gruppendiskussion (Fokusgruppe)

Weniger beeinträchtigte Pflege- und Seniorenheimbewohner sollten an einer Gruppendiskussion (Fokusgruppe) analog den Fragen des Interviewleitfadens teilnehmen, wobei eine Gruppengröße zwischen zwei und vier Teilnehmern als sinnvoll erschien. Die Fragen aus dem Interviewleitfaden werden vom Interviewer an die Gruppe gestellt. In weiterer Folge hat dieser die Aufgabe, darauf zu achten, dass alle Bewohner zu Wort kommen und die Redezeiten annähernd gleich verteilt sind (Morgan, 1998).

Ziel der Gruppendiskussion in der vorliegenden Arbeit ist es, Informationen und soziale Einstellungen von rüstigeren Bewohnern mit einem Erhebungsverfahren zu erhalten, das auf ihre Fähigkeiten abgestimmt ist. Der Vorteil von Gruppendiskussionen für den Interviewer besteht darin, im Gegensatz zum Einzelinterview eine größere Datenmenge innerhalb einer bestimmten Zeit zu erhalten. Dieses Verfahren soll speziell an Gruppen seine Anwendung finden, die auf natürliche Weise zu Stande gekommen sind, da sich in ihnen eine gemeinsame Kommunikationsbasis bereits ausgebildet hat. Es soll daher an Orten im Heim eingesetzt werden, an denen die Bewohner von sich aus zusammen kommen, z. B. im Speisesaal oder im Eingangsbereich. Die Bildung von neuen Gruppen in Senioren- und Pflegeheimen ist nach Einschätzung der Verfasserin sehr schwierig. Die Gruppendiskussionen sollen ebenso auf Kassette aufgenommen werden.

3.4.1.4 Offener Fragebogen

Mit offenem Fragebogen ist ein Verfahren gemeint, das rüstigen Bewohnern ermöglicht, die interessierenden Fragen schriftlich zu beantworten (Foddy, 1995; Mummendedey, 1999). Aus diesem Grund wurde der Interviewleitfaden modifiziert und an die Bedürfnisse der alten Menschen angepasst (größere Schrift, Beiblätter zur Fragenbeantwortung). Zu Beginn gibt der Forscher dem einzelnen Bewohner oder auch mehreren Bewohnern gleichzeitig Auskunft über das Forschungsziel und bittet sie im Anschluss daran, diese Fragen schriftlich auszuarbeiten. Das Fragenblatt inklusive Beiblätter und ev. auch Schreibmaterial werden zur Verfügung gestellt. Zu einem vereinbarten Termin, maximal drei bis fünf Tage nach dem Einführungsgespräch, holt der Forscher diese Unterlagen wieder ab. Diese Verfahrenskombination wird eingesetzt, um einerseits auf die unterschiedlichen Fähigkeiten und Fertigkeiten der Heimbewohner Rücksicht zu nehmen und andererseits dem Forscher eine gewisse Entlastung zu bringen, da Einzelinterviews sehr aufwendig und zeitintensiv sind. Wie sich diese unterschiedlichen Erhebungsverfahren in der Praxis bewährt haben, wird in Kapitel 3.4.5 beschrieben.

3.4.2 Pilotstudie

Anlässlich einer Informationsveranstaltung über das Forschungsvorhaben „Aktivsein in Senioren- und Pflegeheimen" wurde in einem der teilnehmenden Seniorenheime der Interviewleitfaden erprobt. Insgesamt nahmen 10 Bewohner an diesem Pretest teil, bei dem es primär um die Überprüfung der Verständlichkeit der Fragen ging und inwieweit die verschiedenen Erhebungsverfahren eingesetzt werden können. Bei einem Informationsbesuch in einem der teilnehmenden Pflegeheime wurde die Praktikabilität des Interviewleitfadens mit zwei Pflegeheimbewohnerinnen ausprobiert. Diese Interviews wurden aufgrund des rein informativen Charakters nicht aufgezeichnet.

In Bezug auf die Relevanz und Praktikabilität des Interviewleitfadens und den damit verbundenen Erhebungsverfahren, ergaben sich in der Pilotstudie keine Schwierigkeiten. Festgestellt wurde jedoch, dass die Begriffswahl stärker auf die zu befragende Personengruppe abgestimmt werden muss. So stellte sich z. B. heraus, dass der Begriff „Aktivitäten" zu abstrakt gewählt war, da die Mehrzahl der Befragten aus der Pilotstudie wenig damit anfangen konnten. Erst das Ausweichen auf den Begriff „Tätigkeiten" brachte den gewünschten Erfolg. Des Weiteren sorgte der Begriff „Hobby" für Unmutsäußerungen, da es gemäß den Aussagen einiger Bewohner in früheren Zeiten nicht die Möglichkeit zur Ausübung eines Hobbys gab. Die Frage nach „Lieblingsbeschäftigungen" und

„Lieblingstätigkeiten" hingegen wurde akzeptiert. Bei den Gruppendiskussionen zeigte sich, dass sich immer dieselben Personen zu Wort meldeten und die Redezeit über Gebühr strapazierten. Diesem Umstand muss in der eigentlichen Studie gezielt durch die Verteilung von fixen Redezeiten entgegengewirkt werden.

Die Seniorenheimbewohner erklärten sich grundsätzlich dazu bereit, die Fragen auch schriftlich zu beantworten. Die Größe der Schrift und die Gestaltung des Fragenblattes waren für sie gut leserlich und bedurften daher keiner zusätzlichen Überarbeitung.

3.4.3 Aufbereitungsverfahren

Geplant war, sowohl die Einzel- als auch die Gruppeninterviews auf Kassette aufzunehmen und zu transkribieren. An die Möglichkeit einer Datencodierung direkt vom Band wurde zwar gedacht, dies aber zugunsten einer transparenten Vorgehensweise nicht durchgeführt.

Die wörtliche Transkription erfolgt in Schriftdeutsch unter Beibehaltung der Satzsyntax, so wie sie von den Interviewten verwendet wurde. Auf die Wiedergabe des Dialekts wird zugunsten der Verständlichkeit verzichtet. Das Kennzeichnen von Redepausen und Gestik der Gesprächspartner wird im Hinblick auf die Lesbarkeit unterlassen, da diesbezüglich keine Relevanz für den Forschungsgegenstand gegeben ist (Kowall, & O'Connell, 2000). Die Daten des offenen Fragebogens bedürfen keiner weiteren Aufbereitung, sondern können direkt einer Auswertung unterzogen werden.

3.4.4 Auswertungsverfahren

Die mittels der drei Erhebungsverfahren erzielten qualitativen Daten werden inhaltsanalytisch (Mayring, 2003) aufbereitet. Nachdem eine deskriptive Darstellung der Ergebnisse geplant ist, sind Aussagen über Häufigkeiten in diesem Zusammenhang unerlässlich. Ergänzend dazu erfolgt die Interpretation dieser Ergebnisse und die Illustration mittels Fallbeispielen. Die Auswertung besteht aus einer Kombination von qualitativen und quantitativen Elementen, die eine Absicherung gegenüber beliebiger Subjektivität darstellen und gemäß dem Ziel qualitativer Sozialforschung, eine sinnvolle Quantifizierung ermöglichen soll (Mayring, 2002).

Ursprünglich war der Einsatz des ATLAS/ti Softwareprogrammes (Flick, 1995; Huber, 1992; Miklautz, 2000; Strauss, 1996; Tesch, 1992) geplant, zumal es für die Aufbereitung von qualitativen Daten ideal ist, da es eine Kategorienbildung erleichtert und Daten miteinander in Verbindung setzt. Aufgrund der vorab durchgeführten Kategorienbildung und des Studiendesigns, das eine deskriptive Darstellung der Daten vorsieht, kann in diesem Fall darauf verzichtet werden.

3.4.5 Praktikabilität und Diskussion der Erhebungsverfahren

Nachfolgend wird die Einsatzhäufigkeit der in Kapitel 3.4.1 beschriebenen Erhebungsverfahren dargestellt und diskutiert. Aus den Darstellungen geht hervor, dass die Erhebungsverfahren kontrovers zur geplanten Vorgehensweise zum Einsatz gekommen sind. Die Diskussion befasst sich damit und analysiert die Vor- und Nachteile der einzelnen Verfahren.

Einzelinterviews

Seniorenheimbewohner 27 Einzelinterviews				**Pflegeheimbewohner 74 Einzelinterviews**			
Mit Aufnahme		**Ohne Aufnahme**		**Mit Aufnahme**		**Ohne Aufnahme**	
Befragte	%	Befragte	%	Befragte	%	Befragte	%
13	48	14	52	62	84	12	16

Tabelle 13: Häufigkeitsverteilung zu den Einzelinterviews

Lediglich fünf Interviews der befragten Pflegeheimbewohner konnten nicht einer Auswertung unterzogen werden, da sich im Interviewverlauf zeigte, dass die Bewohner aufgrund ihrer Erkrankung den Fragestellungen nicht folgen konnten. Einige Interviews fanden an zwei Erhebungszeitpunkten statt, weil die Zeit der Bewohner nicht immer ausreichte, um das Gespräch an einem Termin zu beenden. Gründe dafür waren z. B. Pflegehandlungen, Essenszeiten, Gruppenaktivitäten. Die Interviews der befragten Seniorenheimbewohner konnten vollständig einer Auswertung unterzogen werden.

Wie bereits beschrieben, sollten die Einzelinterviews vorwiegend bei den beeinträchtigteren Pflegeheimbewohnern zum Einsatz kommen. In der Realität zeigte sich jedoch, dass diese Methode von der überwiegenden Mehrzahl der Pflege- und Seniorenheimbewohner bevorzugt wurde. Versuche meinerseits, die Bewohner zur Teilnahme an einer Gruppendiskussion oder zum Ausfüllen des offenen Fragebogens zu bewegen, scheiterten. Um die gewünschten Informationen zu erhalten, musste von mir die aufwendigere und arbeitsintensivere Variante der Einzelinterviews, gemäß dem Wunsch der Bewohner, akzeptiert werden.

Erklärungen für die Bevorzugung der Einzelinterviews könnten u. a. sein, dass es den Befragten im Einzelsetting leichter fällt auf die Fragen des Interviewers zu antworten und sich zu konzentrieren oder dass die Befragten das Interesse an ihrer Person durch den Interviewer uneingeschränkt genießen und dies nicht mit Mitbewohnern teilen wollten. Für die zweite Annahme spricht, dass die eigenen Erfahrungen mit den Senioren- und Pflegeheimbewohnern durchwegs positiv waren. Bis auf ganz wenige Ausnahmen standen die meisten Bewohner dem Forschungsinteresse sehr aufgeschlossen gegenüber. Aus diesem Grund ließ sich eine angenehme Gesprächsbasis rasch herstellen, sodass viele Bewohner weit mehr über sich und ihr Leben erzählten als eigentlich zur Beantwortung der Forschungsfragen notwendig gewesen wäre. Meiner Einschätzung nach nutzten sie die Studie zur sozialen Interaktion mit dem Forscher sehr gut aus, was dem Sinn der qualitativen Sozialforschung entspricht, auch wenn damit verbunden war, dass die geplante Vorgehensweise nicht beibehalten und mehr Zeit zur Informationsgewinnung und Transkription aufgewendet werden musste.

Interessant und unvorhersehbar war die Erfahrung, dass die Befragten aus den Seniorenheimen eine größere Scheu davor hatten das Gespräch auf Kassette aufnehmen zu lassen, was im Gegensatz zu den Befragten in den Pflegeheimen stand. Am Beginn der Datenerhebung in den Seniorenheimen wurde die Verweigerung einer Tonbandaufnahme als individueller Wunsch von einzelnen betrachtet, der sich bei Fortschreiten der Erhebungen zur Regel ausbildete. Aus diesem Grund mussten die Informationen entweder während des Interviews oder unmittelbar im Anschluss daran handschriftlich festgehalten werden, damit keine Daten verloren gingen. Eine plausible Erklärung dafür, warum die meisten Seniorenheimbewohner eine Tonbandaufnahme nicht gestatteten, konnte bislang nicht gefunden werden. Spekulationen darüber sollen an dieser Stelle nicht getätigt werden.

Im Schnitt dauerte ein Gespräch eine halbe Stunde. Die Ausnahmen bildeten Interviews mit 10 Minuten und solche, die sich über eineinhalb Stunden erstreckten. Die Interviewanbahnung wurde in diesen Zeitangaben nicht berücksichtigt. Die Transkription beanspruchte das Zwei- bis Dreifache der Interviewzeit. Erschwert wurde diese durch Hintergrundgeräusche und leise Stimmen der Gesprächspartner.

Fokusgruppen

Seniorenheimbewohner				Pflegeheimbewohner			
2 Fokusgruppen á 3 Bewohner 2 Fokusgruppen á 4 Bewohner				3 Fokusgruppen á 2 Bewohner			
Mit Aufnahme		Ohne Aufnahme		Mit Aufnahme		Ohne Aufnahme	
Befragte	%	Befragte	%	Befragte	%	Befragte	%
4	29	10	71	6	100	0	0

Tabelle 14: Häufigkeitsverteilung zu den Fokusgruppen

Auch hier setzte sich der zuvor beschriebene Trend der Nicht-Aufzeichnung von Interviews mit Seniorenheimbewohnern weiter fort. Fokusgruppen, die sowohl für Senioren- als auch für Pflegeheimbewohner geplant waren, wurden nur in „natürlich zu Stande gekommenen“ Gruppen durchgeführt. Damit ist gemeint, dass diese Methode an Orten und Plätzen in den Heimen angewandt wurde, an denen sich die Bewohner treffen, um miteinander ins Gespräch zu kommen. Die damit praktizierte Vorgangsweise beinhaltet die Annahme, die auch verifiziert werden konnte, dass bei diesen Personen eine gemeinsame Gesprächsbasis besteht.

Der Versuch Gruppen zu initiieren, wurde nach einigen Fehlschlägen aufgegeben, da sich die Bewohner der Senioren- und der Pflegeheime weder auf eine bestimmte Zeit noch auf einen bestimmten Ort fixieren ließen und auch nicht bereit waren, sich mit anderen als den gewohnten Mitbewohnern zu unterhalten. Einige Fokusgruppen mit den „natürlichen“ Gruppen mussten über mehrere Tage hinweg veranstaltet werden, unterbrochen durch die Abwesenheit eines Teilnehmers, persönlichen Gepflogenheiten (Einkaufen, Arztbesuche, Mittagsschlaf etc.) oder den Strukturierungen des Heimalltages (Essenszeiten, Pflegehandlungen etc.). Generell muss betont werden, dass das Durchführen von Fokusgruppen mit diesem Personenkreis schwieriger war als angenommen, daher entspricht die Gruppengröße auch nicht der in einschlägiger Literatur angegebenen Personenanzahl. Dies wird auch von Barrett und Kirk (2000) beschrieben. Die Teilnehmer sind nicht darin geübt, an Diskussionsrunden mitzuwirken und sich an zuvor definierte Regeln zu halten, u. a. andere ausreden zu lassen. Seitens des Interviewleiters war geplant, jedem Bewohner das gleiche Recht auf Redebeiträge zu gewähren. Aus diesem Grund mussten einige Bewohner ständig eingebremst und andere dauernd aufgefordert werden, sich zu melden. Diese Vorgehensweise störte die Gruppendynamik der „natürlichen“ Gruppen, in der jeder Gruppenteilnehmer seinen ihm zuerkannten Platz innehat.

Ein weiterer hinderlicher Faktor waren die akustischen Beeinträchtigungen. Manche Bewohner hatten Schwierigkeiten den Redebeiträgen zu folgen, was negative Auswirkungen auf den Kommunikationsfluss besaß. Im Gegensatz zu den Einzelinterviews, welche in die Tiefe gingen, blieben die Gruppeninterviews an der Oberfläche. Mit ständigem Nachfragen wurde dies vom Interviewleiter kompensiert, da sonst wichtige Informationen verloren gegangen wären, die zu einer Fehlinterpretation der Daten geführt hätte.

Offener Fragebogen

Seniorenheimbewohner	**Pflegeheimbewohner**
9 Bewohner	**1 Bewohner**
8 handschriftlich (89 %)	0 handschriftlich
1 mit Schreibmaschine (11 %)	1 mit Schreibmaschine (100 %)

Tabelle 15: Häufigkeitsverteilung zum offenen Fragebogen

Der Einsatz des offenen Fragebogens, der seitens theoretischer Überlegungen geeignet erschien, um den weniger beeinträchtigten Seniorenheimbewohnern eine auf ihre Fähigkeiten abgestimmte Erhebungsmethode zu ermöglichen, wurde in der Praxis nur sehr unwillig angenommen. Die Bewohner standen diesem sehr skeptisch gegenüber und äußerten Bedenken, dass sie im Schreiben gar nicht mehr geübt seien. Zwei Bewohner fanden einen Ausweg, indem sie die Fragen mit der Schreibmaschine beantworteten. Letztendlich erklärten sich nach viel Motivationsarbeit neun Seniorenheimbewohner bereit, den offenen Fragebogen auszufüllen. Die einzige Pflegeheimbewohnerin, die die Fragen des offenen Fragebogens beantwortete, sah darin eine Herausforderung an ihre Fähigkeiten, die sie trotz starker gesundheitlicher Beeinträchtigungen auf sich nehmen wollte. Die Probleme, die bei dieser Erhebungsmethode entstanden, resultierten einerseits aus der Suche nach willigen Bewohnern und andererseits in der Verwertung der schriftlich beantworteten Fragen, da die meisten diese - mit Ausnahme einer Seniorenheimbewohnerin und der einen Pflegeheimbewohnerin - nur in aller Kürze beantworteten. Wichtige Informationen gingen so verloren und mussten in einem Zusatzgespräch erhoben werden. Nach Einschätzung der Verfasserin ist diese Erhebungsmethode kein geeignetes Instrument, um von diesem Personenkreis verwertbare Informationen zu erhalten.

Abschließend kann gesagt werden, dass nur die Einzelinterviews dazu geeignet waren das gewünschte Datenmaterial zu liefern. Sowohl bei den Gruppeninterviews als auch beim offenen Fragebogen mussten zusätzliche Gespräche mit den Bewohnern geführt werden, um die erhaltenen Informationen zu vervollständigen. Diese zwei Erhebungsmethoden schienen zwar in der Theorie geeignet, um unterschiedlichen Fähigkeiten und Fertigkeiten von Senioren- und Pflegeheimbewohnern begegnen zu können, bewahrheiteten sich in der Praxis allerdings nicht (Miklautz, Mayring & Jenull-Schiefer, 2005).

3.5 Ergebnisse

3.5.1 Gesamtergebnisse „Aktuelle Aktivitäten“

In Kapitel 3.4.1.1 wurde bereits beschrieben wie die Ergebnisse über aktuelle Heimaktivitäten der befragten Senioren- und Pflegeheimbewohner in Kategorien eingeteilt werden. Diesen Hauptkategorien wurden Subkategorien untergeordnet, die es ermöglichten die Aktivitätenvielfalt der Bewohner zu erfassen.

Des Weiteren wurden diese Subkategorien in individuelle und heimorganisierte Aktivitäten unterteilt, um möglichst genau darzustellen, welche Aktivitäten die Heimbewohner eigeninitiativ durchführen und welche Heimangebote sie in Anspruch nehmen. Diese zusätzliche Unterteilung brachte es mit sich, dass eine trennscharfe Zuteilung nicht immer möglich war, da manche Aktivitäten sowohl individuell als auch in der Gruppe ausgeführt werden konnten. In solchen Fällen musste ein Kompromiss gefunden werden. Bei der Darstellung der Detailergebnisse wird gesondert auf diese Fälle hingewiesen.

In den nachfolgenden Tabellen sind die Hauptkategorien mit ihren zugehörigen Subkategorien angeführt. Basierend auf den Subkategorien werden im nächsten Kapitel die Detailergebnisse präsentiert.

Haushalts- und arbeitsähnliche Aktivitäten	
• Geschirr abwaschen	• Wäsche versorgen
• Imbisse richten/ Kochen einer Kleinigkeit	• Blumen gießen
• Einkaufen gehen	• Arbeitsähnliche Aktivitäten und Mithilfe im Heim
• Staub wischen	• Post holen (im Heim)
• Betten machen	• Diverse Erledigungen

Tabelle 16: Aktuelle Haushalts- und arbeitsähnliche Aktivitäten

Soziale/gesellschaftliche Aktivitäten	
Individuelle Aktivitäten	**Organisierte Aktivitäten**
• Telefonieren	• Gesellschaftsspiele
• Briefkontakt	• Feste und Feiern
• Gespräche mit Verwandten, Bekannten, Mitbewohnern	• Ausflüge
• Kaffeerunden	
• Kaffeehaus-/Restaurantbesuch	
• Kindergartenkinder beobachten	
• Interesse an Tieren	
• Freundschaften mit Mitbewohnern	
• Hilfestellung an Mitbewohner	
• Ausflüge/Ausfahrten (privat)	
• Aufenthalte bei Verwandten	
• Reisen	
• Vereinszugehörigkeit	

Tabelle 17: Aktuelle soziale/gesellschaftliche Aktivitäten

Kulturelle/geistige Aktivitäten	
Individuelle Aktivitäten	**Organisierte Aktivitäten**
• Fernsehen	• Gedächtnistraining (Gruppe)
• Lesen • Kreuzworträtsel lösen • Radio hören	• diverse Veranstaltungen im Heim (Liederabende, Vorträge, Theateraufführungen etc.)
• Musikinstrument spielen	
• Singen	
• Gedichte schreiben	

Tabelle 18: Aktuelle kulturelle/geistige Aktivitäten

Politische Aktivitäten	
• Wahlrecht	• Politisches Interesse

Tabelle 19: Aktuelle politische Aktivitäten

Sportliche Aktivitäten	
Individuelle Aktivitäten	**Organisierte Aktivitäten**
• Spazieren gehen bzw. im Rollstuhl fahren	• Bewegungsgruppe
• Turnübungen selbst	• Gemischtes Gruppenangebot

Tabelle 20: Aktuelle sportliche Aktivitäten

Religiöse Aktivitäten	
• Hl. Messe (im Heim)	• Hl. Messe (in der Kirche)

Tabelle 21: Aktuelle religiöse Aktivitäten

Gesundheitliche Aktivitäten	
• Physiotherapie	• Alternative Heilbehandlungen
• Gehübungen selbst	• Kuraufenthalte
• Arztbesuche außer Haus	

Tabelle 22: Aktuelle gesundheitliche Aktivitäten

Kreative/handwerkliche Aktivitäten	
Individuelle Aktivitäten	**Organisierte Aktivitäten**
• Handarbeiten	• Basteln
	• Tagesstätte

Tabelle 23: Aktuelle kreative/handwerkliche Aktivitäten

Aus der Auflistung geht hervor, dass innerhalb einiger Hauptkategorien, beispielsweise bei den Haushalts- und arbeitsähnlichen Aktivitäten, sehr viele unterschiedliche Aktivitäten (Subkategorien) von den Befragten genannt wurden. Dies zeigt, dass die Bewohner in diesen Bereichen generell sehr aktiv und auch sehr unterschiedlich aktiv sind.

Eine Übersicht der Ergebnisse aus Frage 1 lässt sich am besten mittels eines Aktivitätenspektrums, getrennt für Senioren- und Pflegeheimbewohner, darstellen. Dieses zeigt, welche Aktivitäten aktuell von den alten Menschen innerinstitutionär ausgeführt werden und wie vielfältig diese sind. Aussagen darüber, wie viel Zeit die Bewohner in Ausübung der verschiedenen Tätigkeiten verbringen, im Sinne der Time-Budget-Method wie sie von Pruchno und Rose (2002) angewendet wurde, können nicht getroffen werden. Die Anwendung der Time-Budget-Method würde in Anbetracht der untersuchten Personengruppe nur ein weiteres Indiz dafür liefern, dass ein Großteil der Zeit inaktiv verbracht wird.

Ziel dieses Forschungsvorhabens war es zu zeigen, dass auch institutionalisierte und gesundheitlich beeinträchtigte alte Menschen aktiv sind. Die Intensität und Variabilität ihrer Aktivitäten ist einerseits durch lebensspannenbezogenes Aktivsein und andererseits durch die Rahmenbedingungen bedingt, die ihnen im Heim gewährt werden. Die Erforschung der aktuellen Aktivitäten ist auf machbare Tätigkeiten fokussiert, die trotz Alter, Krankheit und Institutionalisierung ausgeführt werden können. Das Forschungsinteresse gilt den Fähigkeiten und Fertigkeiten der untersuchten Personen und wendet sich somit von defizitären Forschungsmethoden ab, die Kompetenzeinbußen und Inaktivität alter beeinträchtigter Menschen daran festmachen, dass diese nicht mehr im selben Ausmaß aktiv und produktiv sein können wie es seitens der Gesellschaft wünschenswert wäre.

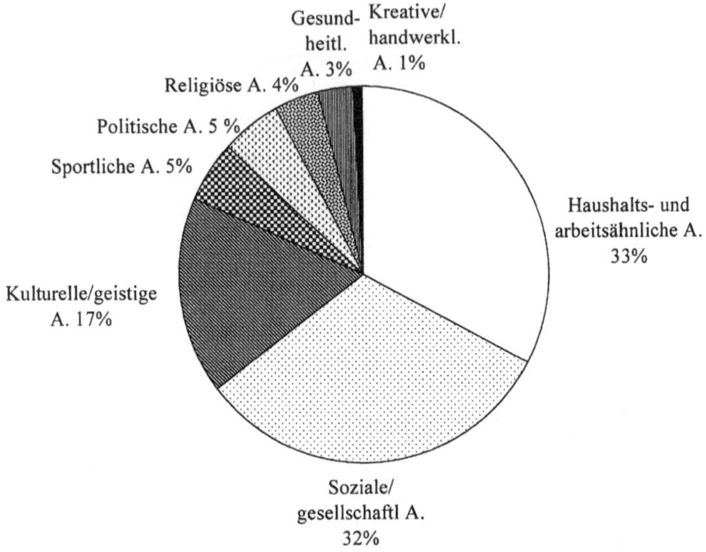

Abbildung 3: Aktivitätenspektrum Seniorenheim

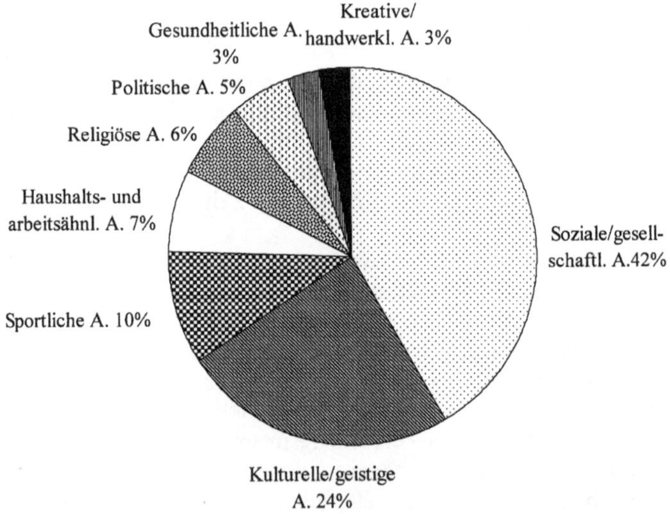

Abbildung 4: Aktivitätenspektrum Pflegeheim

Die Erstellung der Aktivitätenspektren erfolgte über die Anzahl der Nennungen von Aktivitäten (Gesamtnennungen = 100 %), die von den Befragten in den betreffenden Subkategorien getätigt wurden. 1.154 Gesamtnennungen von 50 befragten Seniorenheimbewohnern innerhalb der acht definierten Kategorien stehen 856 Nennungen von 81 Pflegeheimbewohnern gegenüber. Die Prozentzahlen (gerundet) der Aktivitätenspektren drücken aus, wie sich die Aktivitäten innerhalb der 100 % verteilen. Es zeigte sich, dass die Seniorenheimbewohner generell aktiver sind.

An erster Stelle im **Aktivitätenspektrum der Seniorenheimbewohner** (Abbildung 3) liegt die Kategorie Haushalts- und arbeitsähnliche Aktivitäten mit 379 Nennungen (33 %). Viele Nennungen innerhalb dieser Kategorie geben Aufschluss darüber, dass die Bewohner in diesem Bereich sehr aktiv sind und äußerst unterschiedliche Aktivitäten ausführen. Die Wichtigkeit von Haushalts- und arbeitsähnlichen Aktivitäten wurde von den Bewohnern in den Erhebungssituationen immer wieder betont. Infolge gesundheitlicher Einschränkungen können diese Arbeiten nicht mehr so intensiv wie früher erledigt werden. Aus diesem Grund werden von den Befragten in dieser Kategorie nur Tätigkeiten ausgeführt, die leicht fallen bzw. sehr gerne gemacht werden. Ein vollständiger Verzicht darauf würde für die Befragten gravierende Einbußen in ihrer Selbstständigkeit und Autonomie bedeuten. Hilfestellungen seitens des Heimes und der Angehörigen werden dankbar angenommen. Diese dürfen jedoch nicht die Tätigkeiten in der Kategorie Haushalts- und arbeitsähnliche Aktivitäten vollständig ersetzen. Indem die Seniorenheimbewohner haushalts- und arbeitsähnliche Aktivitäten innerinstitutionär durchführen, ist es ihnen gelungen einen wesentlichen außerinstitutionären Aktivitätsbereich beizubehalten.

Mit 369 Nennungen (32 %) liegt die Kategorie soziale/gesellschaftliche Aktivitäten an zweiter Stelle. Daraus lässt sich schließen, dass die Bewohner einen Großteil ihrer Zeit mit Haushalts- und arbeitsähnlichen Aktivitäten und mit sozialen/gesellschaftlichen Aktivitäten zubringen, da die Nennungen in beiden Kategorien annähernd gleich häufig sind. In dieser Kategorie gibt es - ebenso wie in der vorherigen - eine große Anzahl von Subkategorien. Die Tätigkeiten dieser Kategorie wurden weiters in individuelle und in heimorganisierte Aktivitäten eingeteilt, um feststellen zu können, welche Aktivitäten die Bewohner von sich aus ausüben und in welchen Bereichen sie das Heimangebot nutzen. Viele frühere außerinstitutionäre Aktivitäten finden sich in diesem Bereich, aber auch einige, die das Heim seinen Bewohnern anbietet, um den Heimalltag abwechslungsreicher zu gestalten. Diese Heimaktivitäten bieten Unterhaltung, Zerstreuung und Ablenkung. Wesentlich geringer ist der Prozentsatz der kulturell/geistigen Aktivitäten mit 195 Nennungen (17 %), die den dritten Platz belegen. Auch innerhalb dieser Kategorie lässt sich eine Einteilung in Einzel- und Gruppenaktivitäten vornehmen.

Die Ergebnisse der fünf weiteren Hauptkategorien ergeben, dass es innerhalb dieser eine geringere Vielfalt von Subkategorien gibt und deshalb nicht so viele Betätigungsfelder zur Verfügung stehen. Sie zeigen aber auch, dass wesentlich weniger Bewohner darin aktiv sind und es in diesen Bereichen nicht so viele Nennungen gegeben hat: Sportliche Aktivitäten 62 Nennungen (5 %), politische Aktivitäten 58 Nennungen (5 %), religiöse Aktivitäten 45 Nennungen (4 %), gesundheitliche Aktivitäten 36 Nennungen (3 %) und kreative/handwerkliche Aktivitäten 10 Nennungen (1 %).

Die Erfassung der aktuellen Aktivitäten der **Pflegeheimbewohner** zeigt, dass diese sich hinsichtlich ihrer Art nicht von denen der Seniorenheimbewohner unterscheiden. Ein wesentlicher Unterschied lässt sich jedoch in der Ausführung und in der Inanspruchnahme von Aktivitäten feststellen. An erster Stelle bei den Pflegeheimbewohnern liegen die sozialen/gesellschaftlichen Aktivitäten mit 356 Nennungen (42 %), die sich auch hier aus individuellen und heimorganisierten Aktivitäten zusammensetzen. Eine Vielfalt an Tätigkeiten in diesem Bereich verbunden mit vielen Bewohnern, die darin aktiv sind, ergeben eine hohe Prozentzahl innerhalb dieser Kategorie. Die Heimangebote in diesem Bereich unterscheiden sich nicht von denen der Seniorenheime. Auch sie zielen darauf ab, den Bewohnern Abwechslung zum Heimalltag zu bieten, sie zu unterhalten und von ihrem Krankheitszustand abzulenken.

Den zweiten Rang nehmen die kulturellen/geistigen Aktivitäten mit 207 Nennungen (24 %) ein. Die Ausübung von Aktivitäten innerhalb dieser Kategorie ist beträchtlich geringer, als in der vorherigen. Zurückzuführen ist dies auf den schlechteren Gesundheitszustand, der z. B. das Lesen der Zeitung etc. nicht mehr erlaubt oder die Teilnahme an Heimangeboten erschwert. Auch hier gibt es eine Unterteilung in individuelle und organisierte kulturelle/geistige Aktivitäten. Sportliche Aktivitäten mit 84 Nennungen (10 %) stehen am dritten Platz. Diese Begriffswahl muss in Anbetracht der Personengruppe im weitesten Sinne verstanden werden. Welche Aktivitäten sich darunter verbergen, geht aus den Detailergebnissen hervor.

Alle anderen Aktivitätsbereiche können aus unterschiedlichen Gründen im Pflegeheim nur in geringem Ausmaß durchgeführt werden. Der Schwerpunkt von Aktivität im Pflegeheim, wie aus dem Aktivitätenspektrum hervorgeht, liegt im Bereich der sozial/gesellschaftlichen und der kulturellen/geistigen Aktivitäten. Erstaunlich ist, dass bereits an vierter Stelle mit 60 Nennungen, wenn auch mit geringem Prozentwert (7 %), die Haushalts- und arbeitsähnlichen Aktivitäten angesiedelt sind. Dabei muss berücksichtigt werden, dass innerhalb von Pflegeheimen kaum die Möglichkeit besteht, solche Tätigkeiten auszuführen. Einigen Bewohnern ist es jedoch immens wichtig, in diesem Bereich aktiv zu sein, wofür sie große Anstrengungen auf sich nehmen. Die meisten befragten Pflegeheimbewohner bedauern allerdings, in diesem Feld nicht mehr aktiv sein zu können, da es für sie zeitlebens wichtig war, zu arbeiten oder andere nützliche Tätigkeiten auszuführen. Danach folgen religiöse Aktivitäten mit 55 Nennungen (6 %), politische Aktivitäten mit 47 Nennungen (5 %), gesundheitliche Aktivitäten mit 24 Nennungen (3 %) und die kreativen/handwerklichen Aktivitäten mit 23 Nennungen (3 %).

Die Anzahl der Nennungen geben Aufschluss darüber, welchen Aktivitäten die befragten Heimbewohner nachgehen. Aufgrund von vielen unterschiedlichen Aktivitäten innerhalb eines Bereiches kann darauf geschlossen werden, dass die Bewohner mit diesen Tätigkeiten einen beträchtlichen Teil ihrer Zeit verbringen. Abschließend muss angemerkt werden, dass immer die gleichen Bewohner entweder sehr aktiv oder eher inaktiv waren. Ursachen dafür können u. a. die lebensspannenbezogene Aktivität selbst sein oder gesundheitliche Beeinträchtigungen, die ein Aktivsein be- bzw. ganz verhindern. Dabei darf nicht außer Acht gelassen werden, dass auch das Heimumfeld sich negativ auf das Aktivitätsniveau auswirken kann.

3.5.2 Detailergebnisse „Aktuelle Aktivitäten"

Nachstehend werden die Detailergebnisse der Frage 1 innerhalb der Subkategorien präsentiert. Die gerundeten Prozentzahlen beziehen sich - sofern nicht anders angegeben - immer auf die gesamte Stichprobe der befragten 50 Senioren- und 81 Pflegeheimbewohner.

3.5.2.1 Aktuelle Haushalts- und arbeitsähnliche Aktivitäten

Die größten Unterschiede in ihren Aktivitäten zeigten Senioren- und Pflegeheimbewohner innerhalb dieser Kategorie. Diese Unterschiede resultieren - wie bereits beschrieben - einerseits aus den größeren gesundheitlichen Beeinträchtigungen der Pflegeheimbewohner und andererseits aus fehlenden baulichen Gegebenheiten in den Pflegeheimen selbst. Interessant war die Erfahrung, dass einige befragte Männer der Seniorenheime innerhalb dieses Bereiches äußerst aktiv sind. Ihnen ist es damit gelungen, die Haushalts- und arbeitsähnlichen Aktivitäten als Substitut zu früheren Tätigkeiten auszuüben.

Geschirr abwaschen			
Seniorenheim		Pflegeheim	
46 Bewohner	92 %	2 Bewohner	2 %

Tabelle 24: Geschirr abwaschen

Geschirr abwaschen ist eine Tätigkeit, die von beinahe allen Befragten der Seniorenheime durchgeführt wird und somit einen zentralen Stellenwert einnimmt. Dabei handelt es sich um eine frühere Aktivität, die sich in ihrem Ausmaß zwar geändert hat, aber dennoch innerinstitutionär weitergeführt werden kann. Da sich viele Seniorenheimbewohner in individuellem Ausmaß selbst verköstigen, handelt es sich dabei auch um eine Aktivität, die täglich ausgeführt werden muss.

Pflegeheimbewohner besitzen aufgrund baulicher Gegebenheiten diese Möglichkeit nicht. Auch besteht in einem Pflegeheim gar nicht die Notwendigkeit, sein eigenes Geschirr abzuwaschen. Die Bewohner werden in ihrem Heim voll verpflegt und, daher wird auch das Geschirr von der Institution abgewaschen. Des Weiteren sind die gesundheitlichen Beeinträchtigungen der Befragten hier wesentlich größer, was dazu führt, dass solche Aktivitäten z. T. nicht mehr ausgeführt werden können. Zwei befragte Pflegeheimbewohnerinnen lassen sich diese Tätigkeit nicht nehmen und waschen im Waschbecken des Badezimmers selbst Tasse und Teller ab.

Imbisse richten/ Kochen einer Kleinigkeit			
Seniorenheim		Pflegeheim	
48 Bewohner	96 %	12 Bewohner	14 %

Tabelle 25: Imbisse richten/ Kochen einer Kleinigkeit

Sich teilweise selbst zu verpflegen ist für die befragten Seniorenheimbewohner, mit Ausnahme von zwei Personen, eine Selbstverständlichkeit. Zumeist handelt es sich dabei um das Frühstück, das Abendessen und eine Jause zwischendurch. Fünf der Befragten verpflegen sich zur Gänze selbst und nutzen die Heimküche nur bei besonderen Speisen oder bei Krankheit. Drei von ihnen kochen auch noch für Verwandte (vorwiegend Enkelkinder) oder Bekannte mit.

Die Vollverpflegung im Pflegeheim macht eine Jause zwischendurch nicht unbedingt notwendig bzw. fehlt in den Pflegezimmern die dafür notwendige Ausstattung, die dies ermöglichen könnte. 12 der Befragten wollen aber trotzdem nicht darauf verzichten. Hilfreich dabei sind z. B. bereitgestellte Kühlschränke, Mini-Backöfen oder Mikrowellen-Geräte. Mithilfe des Kühlschranks können Lebensmittel, die von Verwandten oder Bekannten gebracht werden, aufbewahrt werden. Eine Bewohnerin berichtete, dass sie durch ihr Mikrowellen-Gerät unabhängig in der Einnahme ihres Nachtmahls sei und sich deshalb mit dem Nachhausekommen nicht beeilen muss, weil sie das Abendessen später auch noch aufwärmen könne. Eine andere Befragte benützt einen Mini-Backofen um u. a. Milch für Katzen aufzuwärmen, deren Obsorge sie übernommen hat.

Einkaufen gehen			
Seniorenheim		Pflegeheim	
43 Bewohner	86 %	5 Bewohner	6 %

Tabelle 26: Einkaufen gehen

Selbst Einkaufen zu gehen, ist für die Mehrzahl der befragten Seniorenheimbewohner eine sehr wichtige Tätigkeit. Bei dieser Aktivität geht es nicht ausschließlich darum, die benötigten Lebensmittel zu besorgen, sondern auch um Sozialkontakte zu pflegen. Die befragten Personen gehen entweder alleine zum Einkaufen oder gemeinsam mit Mitbewohnern. Einkaufswägen, die vom Geschäft bis zum Seniorenheim mitgenommen werden dürfen, erleichtern diese Aktivität. Zwei Befragte sagten aus, für beeinträchtigtere Mitbewohner die Einkäufe mitzutätigen. Fünf Seniorenheimbewohnerinnen gaben an, sich ab und zu auch gerne etwas zum Anziehen zu kaufen bzw. sich mit einem Schaufensterbummel zu begnügen, wenn das Geld nicht reicht. Das Ausmaß der Einkäufe ist sehr unterschiedlich. Manche gehen nur zum Supermarkt um die Ecke, andere wiederum fahren oder gehen regelmäßig in die Innenstadt, z. B. wenn Markttag ist. Liebgewonnene Gewohnheiten des außerinstitutionären Lebens werden auf diese Weise beibehalten.

Leider ist es nur fünf befragten Pflegeheimbewohnern möglich, selbst Einkäufe zu erledigen. Viele schaffen es aufgrund massiver gesundheitlicher Beeinträchtigungen auch nicht mehr. Ein weiterer hinderlicher Faktor ist dabei die Lage des Heimes. Drei der fünf Bewohner erhalten seitens ihres Heimes Unterstützung bei den Einkäufen. Ein Service, das sehr lobenswert ist, aber in viel zu geringem Ausmaß eingesetzt werden kann. Aufgrund der Vollversorgung durch das Heim ist zusätzliches Einkaufen im Prinzip nicht notwendig. Dennoch würde dies aber für Pflegeheimbewohner eine Abwechslung zum Heimalltag und eine Anbindung an frühere Aktivitäten bedeuten, was sehr wichtig ist. Generell konnte in den Gesprächen mit den Pflegeheimbewohnern festgestellt werden, dass sie für sich nichts mehr einfordern. Die Vorstellung für sich selbst noch Kleidung zu kaufen, erschien ihnen eher absurd. Spezielle Lebensmittel oder Getränke werden entweder über das Heim besorgt oder von Verwandten und Bekannten mitgebracht.

Abschließend sei noch erwähnt, dass sowohl Senioren- als auch Pflegeheimbewohner aussagten, lediglich ein geringes Budget zur privaten Verfügung zu haben und sich dadurch oftmals die benötigten Kleinigkeiten nicht leisten zu können.

Betten machen			
Seniorenheim		Pflegeheim	
47 Bewohner	94 %	3 Bewohner	4 %

Tabelle 27: Betten machen

Betten machen gehört für die Seniorenheimbewohner zur täglichen Hausarbeit. Lediglich drei Bewohner schaffen dies infolge körperlicher Beeinträchtigungen nicht mehr alleine und greifen diesbezüglich auf die Hilfestellung des Heimes zurück. Betten machen im Pflegeheim ist nicht üblich, da es in die alltäglichen Pflegehandlungen integriert ist. Die Befragten sind zum überwiegenden Teil dazu gar nicht in der Lage. Drei rüstigere Bewohnerinnen lassen sich diese Tätigkeit aber nicht nehmen.

Staub wischen			
Seniorenheim		Pflegeheim	
26 Bewohner	52 %	2 Bewohner	2 %

Tabelle 28: Staub wischen

Im Gegensatz zu den vorherigen Subkategorien, sind in dieser wesentlich weniger Seniorenheimbewohner aktiv. Knapp über die Hälfte der Seniorenheimbewohner gaben an, noch selbst Staub zu wischen. Hierbei handelt es sich um eine Aktivität, die eigentlich nicht notwendig ist, da sie in der Grundreinigung der Heimwohnung enthalten ist. Drei Befragte sagten aus, dass auch noch gröbere Hausarbeiten wie Fenster putzen und Boden wischen bzw. kehren aus Freude an diesen Tätigkeiten von ihnen erledigt werden.

Staubwischen im Pflegeheim kommt nahezu nicht vor. Lediglich zwei Bewohner aus dem Pflegeheim, welches die Ausstattung der Pflegezimmer mit Privatmöbeln gestattet, üben diese Tätigkeit aus. Eine Bewohnerin sagte, dass sie zwar wegen ihrer massiven Sehbeeinträchtigung nicht sehen würde, ob sie den Staub auch tatsächlich weg wische, aber es sei ihr ein Bedürfnis auf ihre eigenen Möbel zu achten und deshalb diese Tätigkeit auszuführen.

Wäsche versorgen			
Seniorenheim		Pflegeheim	
37 Bewohner	74 %	3 Bewohner	4 %

Tabelle 29: Wäsche versorgen

Zur Tätigkeit „Wäsche versorgen“ wurden alle Anstrengungen gezählt, die ein Bewohner unternimmt, um seine Wäsche zu waschen (ev. sogar nur im Waschbecken), aufzuhängen, zu bügeln, zu stopfen, in den Kasten einzuräumen etc. Nicht gezählt wurde diese Tätigkeit, wenn das Heim oder Verwandte sich vollständig um die Wäsche des Bewohners kümmern.

Knapp drei Viertel der befragten Seniorenheimbewohner versorgen in diesem Sinne in unterschiedlichem Ausmaß ihre Wäsche selbst. Hilfestellungen seitens der Heime (z. B. Waschmaschinen im Keller) und der Verwandten werden dafür in Anspruch genommen. Gut in Erinnerung ist mir ein Befragter, um ein Beispiel anzuführen, der sich vom Hausmeister eine kaputte Glühbirne besorgte, die er als Stopfhilfe beim Sockenstopfen verwenden wollte. Von den befragten Pflegeheimbewohnern versorgen im oben erläuterten Sinne nur drei Personen ihre Wäsche selbst und dies, institutionär bedingt, in geringem Ausmaß. Lediglich die Feinwäsche wird von diesen Bewohnerinnen selbst im Waschbecken gewaschen. Eine dieser drei Damen hat sich im Mehrbettzimmer eine Wäschespinne aufgestellt, auf der sie ihre Sachen zum Trocknen aufhängt.

Blumen gießen			
Seniorenheim		Pflegeheim	
40 Bewohner	80 %	11 Bewohner	14 %

Tabelle 30: Blumen gießen

Die Mehrheit der befragten Seniorenheimbewohner pflegt in ihren Garçonnièren diverse Pflanzen. Bei einigen nehmen Pflanzen einen sehr hohen Stellenwert ein, bei anderen wieder gar keinen. Die Unterschiede sind sehr individuell. Bis auf einen der befragten Männer besaßen alle kein Interesse an Blumen. Für einige der Befragten sind die Blumen in der Garçonnière und am Balkon ein Ersatz für den früheren Garten. Eine Dame gab an, mit ihren Pflanzen gut reden zu können, weil diese aufmerksame Zuhörer sind. Eine weitere Bewohnerin ließ es sich nicht nehmen, am Gelände des Seniorenheimes einen eigenen kleinen Garten mit Kräutern und Blumen anzulegen. In ihrer Abwesenheit wird dieser von einer Mitbewohnerin betreut.

Sich im Pflegeheim um eigene Pflanzen zu kümmern, ist im Gegensatz zu den Seniorenheimen wesentlich schwieriger. Die Bewohner sagten aus, dass sie dies ohne Hilfestellungen nicht durchführen könnten, weil z. B. schon das Wasser im Badezimmer mit dem Rollstuhl zu holen äußerst schwierig ist. Eine kleine Gruppe von Personen schafft es dennoch, die eigenen Pflanzen zu betreuen. Zur Erhebungszeit wurde in einem der drei Pflegeheime gerade ein Gartenbeet für die Bewohner angelegt. Zwar konnten nur wenige Bewohner aktiv mitgestalten, diesen machte es aber sichtlich große Freude.

Arbeitsähnliche Tätigkeiten und Mithilfe im Heim			
Seniorenheim		Pflegeheim	
6 Bewohner	12 %	1 Bewohner	1 %

Tabelle 31: Arbeitsähnliche Tätigkeiten und Mithilfe im Heim

In dieser Subkategorie wurde erfasst, welche arbeitsähnlichen Aktivitäten bzw. welche Mithilfemöglichkeiten Heimbewohner besitzen. Der Prozentsatz jener, die solch eine Tätigkeit ausüben, ist gering, und die Aktivitäten selbst sind sehr unterschiedlich. Zwei Seniorenheimbewohnerinnen fungieren gelegentlich als Babysitter. Zwei weitere gaben an, im Büro der Heimleitung mitzuhelfen. Eine Befragte sagte, dass sie Erledigungen für die Pfarrgemeinde zu tätigen hätte, und die Aufgabe einer anderen Bewohnerin war es, sich um die Blumen im Eingangsbereich des Heimes zu kümmern. In den Pflegeheimen bestand die Möglichkeit zur Mithilfe faktisch gar nicht. Eine Bewohnerin gab an, manchmal in der Küche mithelfen zu dürfen.

Post holen (im Heim)			
Seniorenheim		Pflegeheim	
48 Bewohner	96 %	18 Bewohner	22 %

Tabelle 32: Post holen (im Heim)

Außer im Krankheitsfall holen sich grundsätzlich alle Seniorenheimbewohner ihre Post selbst ab. Im Eingangsbereich der Heime befinden sich die Postkästen. Zwei Befragten war es zum Erhebungszeitpunkt aufgrund eines schlechteren Gesundheitszustandes nicht möglich. Der Bereich bei den Postkästen ist ein Ort der Kommunikation. Hier finden sich immer wieder Bewohner ein, die miteinander ins Gespräch kommen, während sie auf den Briefträger warten. Eine ev. Verspätung des Briefträgers sorgt für Aufregung und Gesprächsstoff unter den wartenden Seniorenheimbewohnern.

Knapp ein Viertel der Pflegeheimbewohner holen sich ihre Post ebenfalls selbst ab, entweder direkt bei der Heimleitung oder bei den Postkästen. Mit den Rollstühlen ist das z. T. eine sehr anstrengende Tätigkeit. Üblich ist es jedoch, die Post durch das Personal austeilen zu lassen. Aufgrund einer Namensgleichheit von Bewohnerinnen in einem der Heime, kam es bei den Briefen und Zeitungen im Erhebungszeitraum ständig zu Verwechslungen, was die betroffenen Bewohnerinnen ärgerlich machte. Sowohl bei Senioren- als auch bei Pflegeheimbewohnern wurde beobachtet, dass sich der Erhalt von privater Post sehr positiv auf die Stimmung auswirkte.

Diverse Erledigungen			
Seniorenheim		Pflegeheim	
38 Bewohner	76 %	3 Bewohner	4 %

Tabelle 33: Diverse Erledigungen

Über drei Viertel der befragten Seniorenheimbewohner tätigt diverse Erledigungen noch selbstständig. Dazu zählen u. a. Behördenwege und Bankangelegenheiten. Nur sechs der Befragten benötigen in Geldbelangen Hilfestellung seitens ihrer Verwandten oder eines Sachwalters. Alle anderen sind selbst dafür verantwortlich, dass die monatlichen Kosten für das Heim, Versicherungen etc. beglichen werden.

Dass Pflegeheimbewohner diese Tätigkeiten selbst erledigen, ist nicht üblich und infolge der Beeinträchtigungen und/oder fehlender Hilfestellungen eigentlich auch nicht möglich. Lediglich drei der befragten Bewohner können in diesem Bereich noch aktiv sein.

3.5.2.2 Aktuelle soziale/gesellschaftliche Aktivitäten

Hierbei wurden alle Aktivitäten registriert, welche die Bewohner in Verbindung mit anderen Menschen unternehmen. Wie in Kapitel 2.5 beschrieben, wird in der Literatur soziale Aktivität als wesentlicher Faktor genannt, der zufriedenes Altern bedingt. Aus diesem Grund ist diese Kategorie mit ihren dazugehörigen Subkategorien von besonderer Bedeutung. Eine Einteilung in individuelle und heimorganisierte Tätigkeiten schien sinnvoll, da so festgestellt werden kann, welche Aktivitäten die Bewohner von sich aus durchführen und bei welchen Tätigkeiten seitens der Heime eine Anregung erfolgt.

Individuelle soziale/gesellschaftliche Aktivitäten

Telefonieren			
Seniorenheim		Pflegeheim	
40 Bewohner	80 %	25 Bewohner	31 %

Tabelle 34: Telefonieren

Die Benutzung eines Telefons hat für Heimbewohner eine besondere Bedeutung. Sie besitzen dadurch die Möglichkeit, mit anderen Menschen (Verwandten, Bekannten, Freunden) außerhalb des Heimes in Kontakt zu treten. Spezielle Apparate (größere Tastatur, größeres Gehäuse) ermöglichen die Benutzung auch mit feinmotorischer und visueller Beeinträchtigung.

Der überwiegenden Mehrzahl der befragten Seniorenheimbewohner steht ein Telefon zur Verfügung. Es wird nicht nur dazu verwendet, um Sozialkontakte außerhalb des Heimes aufrechtzuerhalten, sondern auch um mit befreundeten Bewohnern innerhalb des Heimes zu kommunizieren.

Lediglich ein knappes Drittel der befragten Pflegeheimbewohner verfügen in ihrem Zimmer über ein Telefon. 21 Befragte sind froh, ihre Sozialkontakte mittels Telefon aufrechterhalten zu können. Drei Personen verwenden es, weil es von den Angehörigen gewünscht wird, und eine Pflegeheimbewohnerin gab an, Telefonate zu erhalten, auf die sie lieber verzichten würde. Sowohl bei zwei Senioren- als auch bei zwei Pflegeheimbewohnern wurde der kompetente Umgang mit einem Mobiltelefon beobachtet.

Briefkontakt			
Seniorenheim		Pflegeheim	
14 Bewohner	28 %	5 Bewohner	6 %

Tabelle 35: Briefkontakt

Briefe oder Postkarten schreiben, in früheren Zeiten das einzige Mittel, um mit entfernten Verwandten und Bekannten im Kontakt zu bleiben, wird nur noch von wenigen der Befragten ausgeübt. Zum einen wurde diese Tätigkeit vom Telefonieren abgelöst, zum anderen ist es aufgrund visueller und feinmotorischer Beeinträchtigungen nicht mehr möglich. Sowohl Senioren- als auch Pflegeheimbewohner äußerten Bedenken über ihre Schrift und gaben an, sich beim Schreiben schwer zu tun und es aus diesen Gründen lieber ganz bleiben zu lassen. Generell wird diese Tätigkeit von den Seniorenheimbewohnern häufiger ausgeführt als von Pflegeheimbewohnern.

In guter Erinnerung ist mir das Beispiel eines Pflegeheimbewohners, der aufgrund ausgeprägter Sehschwäche nicht in der Lage war, seine eigene Schrift zu lesen, sich aber dennoch nicht davon abhalten ließ, seinem Jugendfreund zu schreiben. Er bat mich darum ihm das Geschriebene vorzulesen, um den Brief beenden zu können, weil er durch mein Eintreten beim Schreiben gestört und aus dem Konzept gebracht wurde und nun nicht mehr sehen konnte, wo er den Brief weiterschreiben muss. Drei der fünf Pflegeheimbewohner erzählten, dass für sie das Schreiben von Weihnachts- und Osterkarten wichtig sei, um sich selbst zu beweisen, dass sie diese Tätigkeit noch ausführen können.

Gespräche mit Verwandten			
Seniorenheim		Pflegeheim	
40 Bewohner	80 %	61 Bewohner	75 %

Tabelle 36: Gespräche mit Verwandten

Ziel dieser und der nachfolgenden Fragestellungen in Bezug auf das Kommunikationsverhalten war es herauszufinden, ob Heimbewohner in diesen Kategorien aktiv sind. Eine Messung der Häufigkeit und der Dauer solcher Gespräche wurde nicht vorgenommen, da die Bedeutung, die diese Gespräche für die Befragten besitzen, individuell ist und sich über Häufigkeit und Dauer kein Bedeutungsgehalt erfassen lässt. Es wurde demnach nur erfasst, ob die Befragten die Möglichkeit zum Reden, also zu Sozialkontakten, haben. Gespräche mit dem Personal wurden dabei außer Acht gelassen, weil diese innerhalb der Institutionen zum normalen Tagesablauf gehören. Sofern die Qualität der Kommunikation vom Bewohner genannt wurde, konnte eine Auswertung in diesem Bereich vorgenommen werden.

Ein Fünftel der befragten Senioren- und ein Viertel der befragten Pflegeheimbewohner haben keine Verwandten mehr. Erstaunlich hoch ist auch die Zahl der kinderlosen Heimbewohner. Trotzdem ist es dem Großteil der Befragten möglich, zumindest mit (entfernten) Verwandten in unterschiedlicher Weise (Besuche, Ausflüge, Telefonate) in Kontakt zu treten. Die Gespräche werden von den meisten als angenehm bezeichnet. Von vielen wird allerdings zum Ausdruck gebracht, dass diese Gespräche viel zu selten vorkommen. Lediglich ein Seniorenheimbewohner gab an, dass diese Gespräche nicht sehr angenehm für ihn wären. Drei Viertel der befragten Pflegeheimbewohner stehen mit Verwandten in Kontakt. Drei der Befragten gaben an, dass sie auf diese Gespräche verzichten könnten.

Gespräche mit Bekannten			
Seniorenheim		Pflegeheim	
41 Bewohner	82 %	35 Bewohner	43 %

Tabelle 37: Gespräche mit Bekannten

Innerhalb dieser Subkategorie zeigt sich ein großer Unterschied zwischen Senioren- und Pflegeheimbewohnern. Während hier die Anzahl bei den Bewohnern der Seniorenheime verglichen mit der Kategorie „Gespräche mit Verwandten" sogar höher ausfällt, ist die Anzahl der Pflegeheimbewohner, die noch Kontakt mit Bekannten haben, geringer. Als Ursachen nannten die Pflegeheimbewohner u. a. die schwere Erreichbarkeit des Heimes mit öffentlichen Verkehrsmitteln, Krankheit oder Tod von Bekannten. Darüber hinaus ist es einigen Pflegeheimbewohnern aufgrund ihrer Pflegebedürftigkeit unangenehm, Besuch von „alten" Bekannten zu erhalten. Eine Befragte der 35 Pflegeheimbewohner gab an, dass sie den Besuch von Bekannten einfach hinnehme, kein Besuch wäre ihr jedoch lieber.

Im Gegensatz dazu steht die Gruppe der befragten Seniorenheimbewohner, die bis auf acht Personen noch Kontakt zu Bekannten (Schulkameraden, Vereinsmitgliedern, früheren Nachbarn etc.) haben und diese auch regelmäßig innerhalb und außerhalb des Heimes treffen. Die Gespräche mit Bekannten wurden als sehr angenehm und als Auflockerung zum Heimalltag beschrieben.

Gespräche mit Mitbewohnern			
Seniorenheim		Pflegeheim	
48 Bewohner	96 %	58 Bewohner	72 %

Tabelle 38: Gespräche mit Mitbewohnern

Mit Ausnahme von zwei Befragten sind alle Seniorenheimbewohner in dieser Subkategorie aktiv. Sie gaben an, sich zu grüßen und gelegentlich Gespräche zu führen. Enge Kontakte zu den Mitbewohnern wurden nicht gewünscht (siehe Subkategorie „Freundschaften mit Mitbewohnern"). Ein Bewohner betonte, dass seine Gespräche mit den Mitbewohnern nicht auf freiwilliger Basis erfolgen, sondern dass er von den anderen angesprochen werde.

Rund drei Viertel der befragten Pflegeheimbewohner gaben an, mit ihren Mitbewohnern zu reden. 11 Personen standen diesen Gesprächen gleichgültig gegenüber. In sehr vielen Fällen beschränkten sie sich auf gegenseitiges Grüßen. Eine Kommunikation im eigentlichen Sinne war nur in Ausnahmefällen möglich, einerseits aufgrund des Aufeinandertreffens von unterschiedlichen Beeinträchtigungen, andererseits aufgrund von Intoleranz gegenüber den Mitbewohnern und ihren Krankheitsbildern.

Zu den Subkategorien „Gespräche mit Bekannten" und „Gespräche mit Mitbewohnern" wäre abschließend zu sagen, dass, obwohl die meisten Befragten über die Möglichkeit verfügen, Gespräche zu führen, welcher Qualität auch immer, es doch eine beträchtliche Anzahl von Menschen in Heimen gibt, die keinen Ansprechpartner haben und deren Sozialkontakte auf das Personal beschränkt bleiben.

Freundschaften mit Mitbewohnern			
Seniorenheim		Pflegeheim	
19 Bewohner	38 %	13 Bewohner	16 %

Tabelle 39: Freundschaften mit Mitbewohnern

Sowohl Senioren- als auch Pflegeheimbewohner gaben an, dass sie zwar mit ihren Mitbewohnern kommunizieren, sich eine richtige Freundschaft aber nur in Ausnahmefällen ergeben würde. Die Befragten berichteten davon, dass sie zwar einmal eine intensive Freundschaft zu anderen Mitbewohnern gepflegt hätten, diese aber infolge Krankheit entweder vom Seniorenheim ins Pflegeheim oder vom Pflegeheim ins Krankenhaus übersiedeln mussten und dann verstarben. Dies wird auch als Grund angegeben, warum manche Bewohner einer neuerlichen Freundschaft gegenüber abgeneigt sind.

Generell sind im Seniorenheim Freundschaften zwischen den Bewohnern häufiger als im Pflegeheim. Gründe dafür können sein: geringere Beeinträchtigungen und uneingeschränkte Mobilität. Dies erleichtert es, mit anderen ins Gespräch zu kommen und eine Bekanntschaft zu intensivieren. Zu einer Freundschaft zwischen Männern und Frauen kommt es eher selten. Aus den Erhebungen ist mir nur eine bekannt.

Freundschaften im Pflegeheim pflegen zu können, ist wesentlich schwieriger, da eine stärkere Beeinträchtigung, vor allem im Seh-, Sprach- und Hörbereich, gegeben ist. Eine Kommunikation kommt dadurch nur selten zu Stande und bedarf hoher Toleranz auf beiden Seiten. Die sehr eingeschränkte bzw. nicht gegebene Mobilität erschwert dies zusätzlich. Die Pflegeheimbewohner sind dabei auf die Hilfe und Unterstützung des Personals angewiesen. Allerdings wird im Heimalltag darauf zu wenig bzw. gar nicht geachtet. Auch die Heimgröße kann ein Problem darstellen, sowohl zu große als auch zu kleine Heime können einer Suche nach Freunden hinderlich sein. Einige Pflegeheimbewohner äußerten bei der Datenerhebung den Wunsch nach Freundschaft, schwenkten jedoch gleich um und sagten, dass dies im Heim gar nicht möglich sei.

Hilfestellung an Mitbewohner			
Seniorenheim		Pflegeheim	
12 Bewohner	24 %	12 Bewohner	14 %

Tabelle 40: Hilfestellung an Mitbewohner

Unter „Hilfestellung an Mitbewohner" wurden all jene Aktivitäten zusammengefasst, die ein Bewohner unternimmt, um seinen Mitbewohnern, die in einer schlechteren gesundheitlichen Verfassung sind, zu helfen. Dies kann in unterschiedlicher Weise erfolgen wie z. B. Einkaufen gehen, Hilfestellungen bei der Verrichtung von alltäglichen Dingen, Mut zusprechen oder einfach nur die Hand halten.

Rund ein Viertel der Seniorenheimbewohner leistet ihren Mitbewohnern Hilfestellungen. Dabei handelt es sich immer um weniger Beeinträchtigte, die sich um stärker Beeinträchtigte kümmern. In den meisten Fällen werden in diesem Bereich aktive Handlungen - diverse Verrichtungen - gesetzt. Eine Erklärung dafür, warum in den Seniorenheimen die Zahl der Hilfe leistenden Bewohner nicht höher ist, könnte u. a. sein, weil sie sich in ihren Beeinträchtigungen als gleichwertig empfinden.

Die Art der Hilfestellung, die Pflegeheimbewohner ihren Mitbewohnern anbieten können, unterscheidet sich von derjenigen der Seniorenheimbewohner. Hier sind nicht Handlungen und Tätigkeiten ausschlaggebend, sondern das Gespräch (Mut zusprechen) bzw. Körperkontakte (Hand halten, über die Schulter streichen) oder auch ab und zu nach dem Personal läuten, wenn dringend Hilfe benötigt wird. Ein Bewohner gab an, dass er Hilfestellungen bei seinem Mitbewohner nur sehr widerwillig durchführe, da sie ihm lästig sind. Als idealtypisches Beispiel soll jenes von zwei Pflegeheimbewohnerinnen angeführt werden: Eine der beiden Damen konnte aufgrund ihrer starken Sehbeeinträchtigung ihre persönlichen Dinge nie finden und schon gar nicht, wenn diese auf den Boden gefallen waren. Ihre Mitbewohnerin sah die Dinge, konnte diese aber wegen ihrer Osteoporose nicht aufheben. Sie gab ihrer sehbeeinträchtigten Mitbewohnerin sprachliche Anweisungen, sodass diese ihre persönlichen Gegenstände finden und aufheben konnte. Diese wiederum war sehr dankbar dafür und hob ihrerseits für die Mitbewohnerin Dinge auf. Solcher Art unterstützten sich die beiden Frauen gegenseitig und fühlten sich gemeinsam stark.

Kindergartenkinder beobachten		
Seniorenheim	Pflegeheim	
Möglichkeit nicht gegeben	9 Bewohner	18 %

Tabelle 41: Kindergartenkinder beobachten

Der in einem Pflegeheim untergebrachte Kindergarten bietet immerhin neun der 49 Befragten die Möglichkeit, diese Kinder zu beobachten. Zur Erinnerung: Die angegebene Prozentzahl bezieht sich nur auf die Befragten dieses Heimes. Sieben Personen machen das mit großer Freude, weil sie Kinder sehr gerne haben. Sie suchen selbst aktiv die Nähe der Kinder, um mit ihnen in Kontakt zu treten oder sie auch nur zu beobachten. Eine Person gab an, dies aus Mangel einer Alternative zu tun, eine andere, dass sie der Lärm der Kinder stören würde, aber weil ihr Zimmer in der Nähe des Kindergartens liegt, kann sie diesem nicht entkommen.

Interesse an Tieren			
Seniorenheim		Pflegeheim	
8 Bewohner	16 %	12 Bewohner	15 %

Tabelle 42: Interesse an Tieren

In dieser Subkategorie wurden all jene Aktivitäten der Befragten registriert, bei denen die Senioren- und Pflegeheimbewohner Kontakt zu Tieren haben, egal ob es sich dabei um Heimtiere, Besuchstiere, eigene Tiere oder solche handelt, die in der Nähe des Heimes wohnen und von den Bewohnern gefüttert werden. Da Tiere als wichtige Sozialpartner insbesondere für alte Menschen gelten, umfasst diese Subkategorie viele unterschiedliche Mensch-Tier-Interaktionsmöglichkeiten.

Lediglich acht Seniorenheimbewohner berichten davon, dass sie Kontakt zu Tieren haben. In zwei Fällen handelt es sich um den Hund einer Mitarbeiterin, um den es manchmal zu Streitigkeiten kommt, da sich die Bewohner uneinig sind, wer ihn beaufsichtigen darf. In zwei weiteren Fällen wurde den Bewohnern eine Ausnahme gewährt und ihnen gestattet, ein Tier im Heim zu halten (Katze und Vogel). Die anderen Befragten berichten davon, dass sie zu Nachbarshunden Kontakt haben bzw. zu den Tieren ihrer Angehörigen. Eine Bewohnerin sagte aus, dass sie erst dann dazu bereit war, ins Seniorenheim zu ziehen, als ihre Hauskatze starb. Vorher wäre sie niemals übersiedelt.

Bezogen auf die Prozentzahl weisen ähnlich viele Pflegeheimbewohner Kontakte zu Tieren auf. Der Besuch der Heimtiere (Vögel, Hasen und Katzen) wird am häufigsten genannt, aber auch Besuchstiere werden angegeben. Eine Befragte erzählte von einer streunenden Katze, die immer zu ihrem Fenster gekommen ist und die sie daraufhin zu füttern begann. Im darauf folgenden Jahr brachte ihr die Katze auch noch ihre Jungen mit. Mittlerweile hat die Bewohnerin drei Katzen zu versorgen. Das Futter besorgt ihr eine Bekannte. Die Dame gab an, dass die Aufgabe und Verantwortung, die sie für die Katzen übernommen hat, oft sehr beschwerlich sei, ihr aber trotz Erkrankung Kraft für den Alltag gibt. In einem weiteren Fall bat die Heimleitung eine Bewohnerin, eine Katze bei ihr im Pflegezimmer aufzunehmen, da diese als Heimkatze ungeeignet sei. Ein Bewohner, der wegen seiner Erkrankung sehr deprimiert ist und aufgrund seiner Verständigungsschwierigkeiten im Heim auch niemanden zum Reden hat, erzählt mit Tränen in den Augen, wie sehr er sich freut, wenn er von seinem Hund Besuch erhält. Ein weiterer Bewohner gab an, dass es ihm egal sei, ob er Kontakt zu Tieren habe oder nicht. Einem anderen wäre es lieber, wenn er den Besuchshund nicht sehen müsste.

Kaffeerunden			
Seniorenheim		Pflegeheim	
24 Bewohner	48 %	8 Bewohner	10 %

Tabelle 43: Kaffeerunden

Wo sonst lässt es sich so gut reden wie bei einer Schale Kaffee? Immerhin haben rund die Hälfte der befragten Seniorenheimbewohner die Möglichkeit entweder vom Heim organisiert an einer Kaffeerunde teilzunehmen oder sich mit Mitbewohnern beim Kaffeeautomaten zu treffen. Diese Aktivität lässt sich nicht eindeutig zu den individuellen zählen, da auch seitens der Heime Kaffeerunden angeboten werden. Ein Bewohner gab an, an diesen Kaffeerunden in Ermangelung einer Alternative teilzunehmen. Lediglich eine Befragte aus den Seniorenheimen lädt regelmäßig Mitbewohner in ihre Garçonnière zum Kaffee ein. Für die Seniorenheimbewohner sind sowohl die individuellen als auch die heimorganisierten Zusammentreffen zum Kaffee eine Möglichkeit zur Kommunikation, die von beinahe allen Befragten sehr positiv aufgenommen werden.

Lediglich acht der befragten Pflegeheimbewohner gaben an, mit ihren Mitbewohnern gemeinsam Kaffee zu trinken. Auch hier treffen sich die Bewohner beim Kaffeeautomaten oder in einem separaten Zimmer, so ist es zumindest in einem der Pflegeheime der Fall. Drei dieser acht Pflegeheimbewohner berichteten, dass sie sich aus Mangel an Alternativen im Bereich des Automaten aufhalten. Zur Standardversorgung der Heime gehört das Servieren eines Nachmittagskaffees. Dieser wird von den Befragten aber nicht als soziales und kommunikatives Ereignis genützt.

Kaffeehaus-/Restaurantbesuch			
Seniorenheim		Pflegeheim	
21 Bewohner	42 %	8 Bewohner	10 %

Tabelle 44: Kaffeehaus-/Restaurantbesuch

Etwa die Hälfte der befragten Seniorenheimbewohner gab an, gelegentlich noch ins Kaffeehaus zu gehen. 11 Bewohner gehen sogar regelmäßig hin. Der Großteil der Befragten würde öfters hingehen, wenn sie es sich finanziell leisten könnten, ebenso verhält es sich mit Restaurantbesuchen. Diese finden weitaus seltener und dann zumeist aus feierlichen Anlässen statt.

Ein Kaffeehaus- oder Restaurantbesuch ist für den Großteil der Pflegeheimbewohner zum einen aus gesundheitlichen Beeinträchtigungen ohne Hilfestellung nicht möglich, zum anderen ist es natürlich auch für sie eine Kostenfrage. Einige wenige der Befragten haben aber Mittel und Wege gefunden, um dennoch in den Genuss dieser Aktivität zu gelangen. Z. B. fahren weniger beeinträchtigte Pflegeheimbewohner mit dem Autobus in die Stadt, oder Rollstuhlfahrer organisieren sich Personen, die mit ihnen ins nächstgelegene Gasthaus fahren. Zwei Pflegeheimbewohnerinnen berichteten, mit Verwandten regelmäßig ins Restaurant zu gehen.

Ausflüge/Ausfahrten privat			
Seniorenheim		Pflegeheim	
24 Bewohner	48 %	28 Bewohner	35 %

Tabelle 45: Ausflüge/Ausfahrten privat

Unter Ausflügen privat wurden jene Ausflüge registriert, die die Bewohner der Senioren- und Pflegeheime in Eigeninitiative unternehmen. Diese Aktivität kann alleine, mit Verwandten, Bekannten oder mit Vereinen durchgeführt werden. Es muss sich dabei nicht um einen lang geplanten Besuch von Kulturstätten handeln, sondern dies kann auch eine kurze Ausfahrt im Auto einer Bekannten sein, z. B. um die Veränderungen in der einstigen Wohngegend des Bewohners zu sehen.

Beinahe die Hälfte der befragten Seniorenheimbewohner machen individuelle Ausflüge, die in ihrer Häufigkeit und Dauer sehr unterschiedlich sind. U. a. berichteten die Bewohner davon, dass sie auf einen nahe gelegenen Berg fahren oder einen Fluss entlang spazieren. Auch Taxifahrten zu einem See, um schwimmen zu gehen, wurden genannt, sowie zahlreiche Ausfahrten mit Bekannten und Verwandten. Zwei der befragten Seniorenheimbewohner besitzen noch ein eigenes Auto, mit dem sie diverse Ausfahrten unternehmen. Beide Befragte sind darüber sehr froh und genießen diese Freiheit mit großer Freude. Ein Bewohner brachte sein Fahrrad mit ins Heim. Er benutzt es, um Einkaufen und Spazieren zu fahren sowie als Fitnessgerät, weil er abnehmen möchte.

Ein Drittel der Pflegeheimbewohner ist noch in der Lage, selbstorganisierte Ausflüge zu machen. Der größte Unterschied zu den Ausflügen der Seniorenheimbewohner liegt darin, dass die Pflegeheimbewohner nicht alleine diese Aktivitäten unternehmen können, sondern auf Hilfe angewiesen sind. U. a. werden - wie oben schon beschrieben - Ausfahrten im Auto mit Bekannten/Verwandten gemacht, z. B. um ein Osterfeuer zu besichtigen oder die frühere Wohngegend. Häufigkeit und Dauer dieser Ausflüge sind auf den Gesundheitszustand der Befragten abgestimmt.

Des Weiteren sind in dieser Subkategorie die Friedhofsbesuche enthalten. Den alten Menschen ist es verständlicherweise sehr wichtig, die Gräber ihrer Verwandten und Bekannten zu besuchen. Leider ist das den Pflegeheimbewohnern nur mit Hilfestellung seitens ihres sozialen Netzes (Verwandte, Bekannte etc.) möglich. Diese Aktivität wird selten und nur von sehr wenigen, von insgesamt 10 Bewohnern, ausgeführt. Die Befragten aus den Seniorenheimen können ihre Friedhofsbesuche selbstständig durchführen, 30 Bewohner machen dies auch regelmäßig. Einige von ihnen müssen dafür längere Anfahrten mit dem Autobus in Kauf nehmen.

Aufenthalte bei Verwandten			
Seniorenheim		Pflegeheim	
1 Bewohner	2 %	3 Bewohner	4 %

Tabelle 46: Aufenthalte bei Verwandten

Nur ein geringer Prozentsatz der Bewohner verbringt Zeit außerhalb des Heimes. Die vier Befragten berichteten, dass sie in ihrem Haus, welches sie den Kindern überschrieben haben oder bei Verwandten ein Zimmer besitzen, in das sie über die Feiertage oder übers Wochenende zurückkehren. Diese vier Personen gaben an, dass die Institution „Heim“ dadurch ihre Endgültigkeit verloren habe. Dass nur wenige der Befragten diese Tätigkeit ausführen, spiegelt sich in den Zahlen deutlich wider. Bei vielen Bewohnern, vor allem aus den Pflegeheimen, wäre dies aufgrund ihrer Beeinträchtigungen oder in Ermangelung eines dazu fähigen Sozialnetzes gar nicht möglich. Für viele ist es auch gar nicht erstrebenswert, sich außerhalb des Heimes aufzuhalten.

Reisen			
Seniorenheim		Pflegeheim	
3 Bewohner	6 %	1 Bewohner	1 %

Tabelle 47: Reisen

In dieser Subkategorie haben nur äußerst wenige der Befragten die Möglichkeit, diese Tätigkeit durchzuführen. Diejenigen, die das noch ausführen können, sind sehr glücklich darüber und berichteten erfreut von ihren Kurzreisen (z. B. mit einem Seniorenverein).

Vereinszugehörigkeit			
Seniorenheim		Pflegeheim	
6 Bewohner	12 %	1 Bewohner	1 %

Tabelle 48: Vereinszugehörigkeit

Nur wenige der Befragten gaben an, dass sie trotz ihrer Übersiedelung in ein Senioren- oder in ein Pflegeheim, Kontakte zu früheren Vereinen pflegen. Gesundheitliche Beschwerden und die örtliche Veränderung aufgrund des Umzugs stehen dieser Tätigkeit hinderlich gegenüber.

Organisierte soziale/gesellschaftliche Aktivitäten

Gesellschaftsspiele			
Seniorenheim		Pflegeheim	
16 Bewohner	32 %	8 Bewohner	10 %

Tabelle 49: Gesellschaftsspiele

Diese Subkategorie weist sowohl eine individuelle als auch eine organisierte Komponente auf. Teilweise finden sich Mitbewohner zusammen, um gemeinsam etwas zu spielen. Zumeist werden dabei diverse Kartenspiele (Schnapsen, Rummy, Passionenlegen) sowie „Mensch ärgere Dich nicht“ gespielt. In einem Seniorenheim ist es üblich, den Bewohnern Spielnachmittage anzubieten, bzw. wird manchmal vom Personal, versucht einzelne Bewohner zum Spielen zu motivieren. Allerdings bedarf es dazu im Pflegeheimumfeld einer Hilfestellung, die aus zeitlichen Gründen vom Personal nicht oft und nicht im erforderlichen Ausmaß geleistet werden kann. Auch hier zeigt sich, dass wesentlich mehr Seniorenheimbewohner diese Spielaktivitäten ausführen.

Ausflüge (vom Heim organisiert)			
Seniorenheim		Pflegeheim	
21 Bewohner	42 %	12 Bewohner	38 %

Tabelle 50: Ausflüge (vom Heim organisiert)

Grundsätzlich bieten die meisten Heime ihren Bewohnern organisierte Ausflüge an. Ein größerer Ausflug findet einmal im Jahr statt. Kleinere mit einer geringeren Teilnehmerzahl kommen öfters vor. Die Häufigkeit solcher Ausflüge ist heim- und situationsspezifisch. Zumeist werden Sehenswürdigkeiten besichtigt oder Schifffahrten unternommen. In vier der fünf Heime, in denen die Studie durchgeführt wurde, werden solche Ausflüge angeboten. In einem Pflegeheim werden Ausflüge nicht durchgeführt. Aus diesem Grund musste in dieser Subkategorie die Anzahl der befragten Pflegeheimbewohner von 81 auf 32 korrigiert werden.

Beinahe die Hälfte der befragten Seniorenheimbewohner nimmt an Ausflügen teil, die vom Heim organisiert werden. Einigen ist dies aus gesundheitlichen Einschränkungen nicht möglich. Andere legen keinen Wert darauf, weil sie selbst Ausflüge machen. Die Einstellung der Befragten, die an den Ausflügen teilnehmen, ist sehr positiv. Sie freuen sich auf die Abwechslung zum Heimalltag und können so neue Kraft tanken.

Nach Reduktion der Befragtenanzahl ist der Prozentsatz jener Pflegeheimbewohner, die an einem organisierten Ausflug teilnehmen, doch relativ hoch. Um vielen Bewohnern einen Ausflug zu ermöglichen, werden von den durchführenden Pflegeheimen große Anstrengungen unternommen und 1:1 Betreuungen zur Verfügung gestellt. Die Befragten wissen von den Mühen des Personals und äußern auch offen ihre Bedenken darüber. Trotz der Strapazen, die eine Autobusfahrt für Rollstuhlfahrer bedeutet, freuen sie sich sehr über solche Ausflüge. Ebenso wie für die Seniorenheimbewohner ist es für sie eine Ablenkung vom Heimalltag und ein Auftanken der Kräfte.

Feste und Feiern			
Seniorenheim		Pflegeheim	
44 Bewohner	88 %	57 Bewohner	70 %

Tabelle 51: Feste und Feiern

In allen fünf Heimen, sowohl in den Senioren- als auch in den Pflegeheimen, werden für die Bewohner Feste und Feiern veranstaltet. Das Ausmaß und die Häufigkeit sind heimspezifisch geregelt. Diverse Anlässe wie Kirchenfeste (Weihnachten, Fasching, Ostern etc.), individuelle Ereignisse (Geburtstage) oder traditionelle Feiern (Gartenfest, Muttertagsfeier etc.) finden in den Heimen statt. Diese Feste sind zumeist so konzipiert, dass eine größtmögliche Anzahl der Bewohner daran teilnehmen kann.

Fast alle Befragten der Seniorenheime nehmen sehr gerne an diesen Festivitäten teil. Sie finden, dass sie eine angenehme Abwechslung zum täglichen Heimleben bieten. Die Freude und Geselligkeit stehen im Vordergrund der Teilnahme. Die Nicht-Teilnehmer sind von diesem Rummel einfach überfordert. Aus diesem Grund bleiben sie solchen Veranstaltungen lieber fern.

Eine große Anzahl der befragten Pflegeheimbewohner nimmt an den im Heim stattfindenden Festen teil. Auch hier sollen die Freude, Ablenkung bzw. Abwechslung und Geselligkeit im Vordergrund stehen. 39 Befragte gaben an, dass sie gerne teilnehmen. 16 Personen sagten aus, dass sie in Ermangelung einer Alternative mitmachen, d. h., dass ihre Teilnahme unter der Devise „besser das, als gar nichts“ stattfindet. Und zwei befragte Pflegeheimbewohner sagten aus, dass sie bei diesen Veranstaltungen mitmachen müssten, weil ihnen seitens des Personals nicht die Möglichkeit einer Nicht-Teilnahme gewährt wird. Bei diesen Personen handelt es sich um zwei sehr beeinträchtigte Pflegeheimbewohner, die großen Pflegebedarf und Betreuungsaufwand aufweisen. Würden sie nicht zu den Festen und Feiern gebracht werden, müssten sie alleine in ihren Zimmern verbleiben. Die Entscheidung des Pflegepersonals wird einerseits von der Überlegung getragen, dass diese Personen sonst sich alleine überlassen in den Zimmern verbleiben würden, wenn ihrem geäußerten Wunsch entsprochen wird. Andererseits ist hier die zunehmende Bevormundung bei stärker beeinträchtigten alten Menschen seitens des Pflegepersonals zu erkennen. Was gut für den Bewohner ist, wird hier vom Personal bestimmt.

3.5.2.3 Aktuelle kulturelle/geistige Aktivitäten

Die Subkategorien dieses Tätigkeitsbereiches wurden ebenfalls in individuelle und heimorganisierte Aktivitäten eingeteilt und dementsprechend dargestellt.

Individuelle kulturelle/geistige Aktivitäten

Fernsehen			
Seniorenheim		Pflegeheim	
48 Bewohner	96 %	67 Bewohner	83 %

Tabelle 52: Fernsehen

Fernsehen ist jene Aktivität, die beinahe von allen befragten Seniorenheimbewohnern und von einer überwiegenden Mehrzahl der befragten Pflegeheimbewohner durchgeführt wird. Generelle Aussagen über Häufigkeit und Ausmaß dieser Aktivität lassen sich nicht machen, da es große individuelle Unterschiede gibt. Die rüstigeren Befragten beider Institutionsformen machen sich darüber Gedanken, welche Fernsehsendungen sie anschauen könnten und wählen diese dann gezielt nach ihren Präferenzen aus. Zumeist handelt es sich dabei um Nachrichten oder Kurzsendungen (Talkshows, Kochsendungen etc.), die auch mit visueller Beeinträchtigung mitverfolgt werden können. Durch dieses gezielte Auswählen erhält eine an sich passive Aktivität, doch eine sehr aktive Komponente. Es gibt aber auch eine große Gruppe von Befragten, deren Fernsehkonsum wahllos und recht umfangreich ist. Diese sagten aus, dass sie aus Langeweile sehr häufig fernsehen würden. Genaue Zahlen zu den unterschiedlichen Gruppen in Bezug auf das Fernsehverhalten können infolge der Erhebungsweise nicht geliefert werden. Abschließend bleibt zu bemerken, dass Fernsehen nicht nur reine Unterhaltung und Zerstreuung bietet, sondern für die Bewohner auch eine Möglichkeit darstellt, um sich über die Vorkommnisse in der Welt zu informieren und dies somit für sie ein Fenster zur Außenwelt bildet.

Bis auf eine Person der 48 Seniorenheimbewohner sehen alle sehr gerne fern. Diese eine Person gab an, dies nur in Ermangelung einer alternativen Tätigkeit zu machen. Eine einzige Befragte besaß selbst keinen Fernsehapparat, konnte aber jenen im Aufenthaltsraum des Seniorenheimes jederzeit benutzen. Ein Befragter gab an, kein Interesse mehr am Fernsehen zu haben, und eine Dame sagte aus, dass sie gerne mit einer Mitbewohnerin gemeinsam fernsehen möchte, da es alleine keinen Spaß mache. Immerhin 46 befragte Pflegeheimbewohner gaben an, selbstbestimmt fernsehen zu können. Vor allem Bewohner von Einzelzimmern hatten mit der Programmwahl keine Probleme. Schwierigkeiten treten vorwiegend bei Personen in Zwei- oder Mehrbettzimmern auf, die ihren Fernsehkonsum mit den Mitbewohnern abstimmen mussten. Aus diesem Grund sagten auch sieben aus, dass sie nicht eigenständig entscheiden könnten, welche Sendungen sie sehen möchten. In zwei Fällen beklagten die Bewohner, dass der Fernseher vom Personal einfach eingeschaltet werde. 14 Befragte sagten, dass ihre häufige Nutzung des Fernseherapparats daher rühre, dass sie keine andere Möglichkeit hätten, sich zu betätigen.

Radio hören			
Seniorenheim		Pflegeheim	
41 Bewohner	82 %	43 Bewohner	53 %

Tabelle 53: Radio hören

In dieser Subkategorie wurde das Musikverhalten erfasst. Auffallend war, dass sich dieses in den allermeisten Fällen (mit Ausnahme von 10 Befragten) auf die Musik beschränkt, die im Radio zu hören ist. Aus diesem Grund erhielt diese Subkategorie die Bezeichnung „Radio hören“ und nicht wie ursprünglich gedacht „Musik hören“. Nur 10 Befragte beider Institutionen besitzen einen Plattenspieler, Kassettenrecorder oder CD Player, der es ihnen ermöglicht, eigenständig Musik auszuwählen. Des Weiteren dient das Radio aufgrund seiner Nachrichtensendungen und aktuellen Beiträgen der Informationsgewinnung.

Über drei Viertel der befragten Seniorenheimbewohner sagten aus, dass sie oft und gerne Radio hören und zwar nur Sender, die Musik und Themen bringen, die sie interessieren. Jene Personen, die nicht mehr Radio hören, gaben an, mit dieser Aktivität aufgrund ihres stark beeinträchtigten Hörvermögens aufgehört zu haben oder wegen ihres Fernsehkonsums das Radio nicht mehr zu benötigen.

31 Befragte aus den Pflegeheimen gaben an, dass sie sehr gerne Radio hören. Sechs Personen sagten aus, dass sie dies aus Mangel an Alternativen machen würden, und weitere sechs betonten, dass sie beim Radio hören keine Wahlfreiheit besäßen. Einerseits, weil im Heim das Radio ständig als Hintergrundmusik aufgedreht sei, und andererseits, weil der Zimmerkollege bestimmt, was und wann etwas gehört wird. Die verbleibenden Befragten, die nicht Radio hören, sagten aus, dass dies infolge ihres Fernsehkonsums nicht mehr notwendig sei.

Musikinstrument spielen			
Seniorenheim		Pflegeheim	
2 Bewohner	4 %	0 Bewohner	0 %

Tabelle 54: Musikinstrument spielen

Obwohl einige der Befragten angaben, früher ein Musikinstrument gespielt zu haben, haben die meisten dieses Hobby aufgegeben, weil sie aufgrund beeinträchtigter Feinmotorik dieses nicht mehr so gut wie früher beherrschen. Viele empfanden es im Heimumfeld als unpassend, ein Instrument zu spielen. Aus diesem Grund fielen in dieser Subkategorie die Nennungen nur äußerst gering aus.

Eine der beiden Seniorenheimbewohnerinnen, die aussagten, im Heim ein Instrument zu spielen, gab auf ihrer Heimorgel eine wunderschöne musikalische Kostprobe zum Besten. Die andere Bewohnerin berichtete nur davon, dass sie Harmonika spielen würde. Beide Damen erzählten, dass sie zu besonderen Anlässen im Heim aufspielen würden. Eine andere Seniorenheimbewohnerin bedauerte sehr, dass sie ihre Harmonika weggegeben zu haben, denn jetzt hätte sie eigentlich Zeit, um darauf zu spielen.

Von den Pflegeheimbewohnern sagten zwar immerhin 15 Personen, dass sie früher ein Instrument gespielt hätten, aber dies jetzt aus unterschiedlichen Gründen nicht mehr möglich sei. Obwohl in einem der drei Pflegeheime ein Flügel öffentlich zugänglich war, fand sich zum Erhebungszeitpunkt kein Befragter, der darauf spielen wollte oder konnte.

Singen			
Seniorenheim		Pflegeheim	
2 Bewohner	4 %	2 Bewohner	2 %

Tabelle 55: Singen

Aus der Praxis kann berichtet werden, dass alte Menschen sehr gerne singen, was bei diversen Veranstaltungen beobachtet werden konnte. Explizit danach gefragt, reduzierte sich die Anzahl jener, die zugeben, noch zu singen, auf ein Minimum. Daher besteht in dieser Subkategorie eine große Diskrepanz zwischen den Aussagen der Befragten und dem beobachteten Verhalten. Vielfach sagten die Befragten aus, aufgrund ihres Alters oder ihrer Erkrankung keine schöne Stimme mehr zu haben und deshalb das Singen aufgegeben zu haben.

Die beiden Damen aus den Seniorenheimen, die angaben, noch zu singen, wunderten sich sogar, warum jetzt im Heim nicht mehr soviel gesungen wird wie früher. Früher, so erzählten sie, wären mehrere Frauen in einer Runde zusammen gekommen und hätten alte Volkslieder gesungen. Jetzt würden sie nur noch bei Heimveranstaltungen mitsingen.

Eine der beiden Pflegeheimbewohnerinnen erzählte sehr lange und ausführlich über ihre früheren Lieblingslieder und dass sie sich gerne Schallplatten angehört habe. Bei ihren Angehörigen hätte sie noch eine große Plattensammlung und einen Plattenspieler, die aus Platzgründen nicht ins Heim mitgenommen werden konnten. Am Ende des Gesprächs sang sie ihr Lieblingslied vor.

Lesen			
Seniorenheim		Pflegeheim	
45 Bewohner	90 %	46 Bewohner	57 %

Tabelle 56: Lesen

Lesen wird von den befragten Seniorenheimbewohnern in weitaus größerem Ausmaß durchgeführt als von den befragten Pflegeheimbewohnern. Trotz visueller Beeinträchtigungen bemühen sich viele der Befragten, täglich zu lesen. Bevorzugt wird dabei die Tageszeitung, um sich über aktuelle Themen zu informieren. Ein paar Bewohner machten darauf aufmerksam, dass nur eine Tageszeitung eine Schriftart verwende, die sie leichter lesen könnten. Daher haben sich viele dazu entschlossen, diese spezielle Zeitung zu abonnieren.

Einige Bewohner erhalten von ihren Besuchern diverse Zeitschriften, die ebenfalls recht gerne gelesen oder auch nur durchgeblättert werden. Bei einigen Pflegeheimbewohnern reicht das Sehvermögen gerade dazu aus, um die Überschriften lesen zu können. Romane werden nur noch von wenigen gelesen und Bücher von den Allerwenigsten. Je zwei Befragte aus den Senioren- und den Pflegeheimen berichteten, dass sie spezielle Fachliteratur (Technik, Kranken- und Gesundheitslehre, Kochbücher, Ahnenforschung und diverse Statistiken) lesen bzw. studieren würden. Ein Bewohner aus den Seniorenheimen und vier aus den Pflegeheimen gaben an, nur aus Gewohnheit und in Ermangelung einer anderen Tätigkeit zu lesen. Positiv verändert habe sich laut Angaben der Befragten, dass jetzt mehr Zeit zum Lesen zur Verfügung stehe, aber die Augen dabei leider nicht mithalten könnten.

Kreuzworträtsel lösen			
Seniorenheim		Pflegeheim	
9 Bewohner	18 %	7 Bewohner	9 %

Tabelle 57: Kreuzworträtsel lösen

Kreuzworträtsel lösen wird von den Befragten in beiden Heimformen nur in sehr geringem Ausmaß durchgeführt. Vor allem den Pflegeheimbewohnern fällt es aufgrund von Beeinträchtigungen in der Feinmotorik und im visuellen Bereich sehr schwer, diese Aktivität auszuführen. Ein Bewohner besorgte sich eine rutschfeste Unterlage, auf der die Zeitung haftet, und ist so in der Lage, die Buchstaben in den Kästchen zu platzieren. Eine Bewohnerin zeigte mir in ihrem Pflegezimmer einen Stoß von Rätselheften und sagte, dass das immer schon ihre Leidenschaft gewesen sei und sie auch jetzt nicht darauf verzichten könne.

Bei den Seniorenheimbewohnern verhielt es sich ebenso. Diejenigen, die diese Aktivität schon außerinstitutionär durchgeführt haben, versuchen diese auch innerinstitutionär fortzuführen, sofern es aufgrund der Beeinträchtigungen möglich ist.

Gedichte schreiben			
Seniorenheim		Pflegeheim	
2 Bewohner	4 %	1 Bewohner	1 %

Tabelle 58: Gedichte schreiben

Von allen 131 Befragten gaben drei Bewohner an, dass sie Gedichte schreiben würden. Diese Tätigkeit haben sie schon ihr ganzes Leben lang gerne getan und setzen sie auch in ihrem Heimleben fort. Während eine Person nur für den Privatgebrauch dichtet, werden bei den anderen zwei Heimbewohnern sogar Gedichte für unterschiedliche Anlässe in Auftrag gegeben.

Organisierte kulturelle/geistige Aktivitäten

Gedächtnistraining			
Seniorenheim		Pflegeheim	
7 Bewohner	35 %	2 Bewohner	13 %

Tabelle 59: Gedächtnistraining

Vom Heim organisiertes Gedächtnistraining innerhalb einer Gruppe wurde zum Erhebungszeitraum in einem Seniorenheim und einem Pflegeheim angeboten. Die Berechnung der Prozentzahlen basiert daher auf 20 Seniorenheimbewohnern und 15 Pflegeheimbewohnern. Jene Personen, die an dieser Gruppenaktivität teilnehmen, gaben an, dass es für sie sehr wichtig sei, ihr Gedächtnis zu trainieren.

Veranstaltungen (im Heim)			
Seniorenheim		Pflegeheim	
39 Bewohner	78 %	39 Bewohner	48 %

Tabelle 60: Veranstaltungen (im Heim)

Zu dieser Subkategorie zählen alle jene Veranstaltungen, die eigens für die Bewohner der Heime ausgerichtet werden und eine Anbindung an das kulturelle Leben außerhalb des Heimes darstellen, z. B. Aufführungen von Theaterstücken, Liedernachmittage, Gesangsrunden, Diavorführungen, Vorträge und Lesungen sowie der Besuch von Kindergartenkindern etc. Es herrscht eine sehr große Vielfalt in diesem Bereich. Aussagen über Kontinuität und Häufigkeit von solchen Veranstaltungen lassen sich nicht machen, da es heimspezifisch große Unterschiede gibt. Sinn dieser Veranstaltungen ist, den Bewohnern Abwechslung und Unterhaltung zu bieten. Mehr als drei Viertel der befragten Seniorenheimbewohner nehmen an diesen Heimveranstaltungen teil. 37 Personen tun dies mit Freude und nur zwei gaben an, in Ermangelung einer Alternativbeschäftigung teilzunehmen. Knapp die Hälfte der befragten Pflegeheimbewohner hat die Möglichkeit, an solchen Heimaktivitäten teilzunehmen. 28 Befragte machen dies aus Freude. 10 Personen sagten aus, dass sie dies aus Mangel an Alternativen machen und eine Person gab an, dass ihre Teilnahme sozusagen gezwungenermaßen zu Stande kommt, da sie vom Personal einfach zu den Veranstaltungen gebracht wird und ihr Nicht-Wollen keine Berücksichtigung findet.

3.5.2.4 Aktuelle sportliche Aktivitäten

Individuelle sportliche Aktivitäten

Spazieren gehen bzw. im Rollstuhl fahren			
Seniorenheim		Pflegeheim	
45 Bewohner	90 %	62 Bewohner	77 %

Tabelle 61: Spazieren gehen bzw. im Rollstuhl fahren

Die größten Differenzen in dieser Subkategorie kommen durch die unterschiedliche gesundheitliche Beeinträchtigung der befragten Bewohner zu Stande. Die Befragten der Seniorenheime sind alle selbstständig mobil (ev. mit Hilfe eines Stocks). Die überwiegende Mehrheit der befragten Pflegeheimbewohner ist auf einen Rollstuhl angewiesen. Aufgrund der unterschiedlichen Mobilität muss diese Subkategorie sehr weitgefasst betrachtet werden, daher fanden in ihr sowohl selbstständige Spaziergänge (kurze oder lange) von rüstigeren Heimbewohnern als auch das Gefahrenwerden mit dem Rollstuhl von stärker beeinträchtigten Befragten Berücksichtigung.

Beinahe alle befragten Seniorenheimbewohner haben die Möglichkeit, Spaziergänge zu unternehmen. Drei Personen gaben an, dass sie aufgrund einer akuten Erkrankung derzeit nicht dazu in der Lage sind. Eine Befragte gab an, dass sie zum Spazieren gehen aufgrund ihres Mitwirkens in der Kirchengemeinde keine Zeit hätte, und ein Heimbewohner zieht es vor, seine Garçonnière nicht mehr zu verlassen.

Über drei Viertel der befragten Pflegeheimbewohner sagten, dass sie spazieren gehen würden bzw. sich mit dem Rollstuhl fortbewegen oder ausgefahren würden. 41 Bewohner machen dies selbstbestimmt und mit Freude, 13 in resignativer Haltung, weil diese Aktivität nicht mehr wie früher ausgeübt werden kann. Acht Personen gaben an, das Ausmaß und den Zeitpunkt des Spazierganges bzw. des Gefahrenwerdens nicht selbst bestimmen zu können. Ein knappes Viertel der Befragten sagte aus, dass sie nicht die Möglichkeit hätten, Spaziergänge bzw. Spazierfahrten (im Rollstuhl) zu unternehmen, einerseits infolge ihrer Beeinträchtigungen, andererseits wegen fehlender Hilfestellungen. Interessant war zu erfahren, welche Techniken die Bewohner einsetzen, um auch im Rollstuhl einigermaßen selbstständig mobil zu sein. U. a. ziehen sie sich am Handlauf innerhalb des Heimes vorwärts oder schieben den Rollstuhl mit einem Bein an, wenn das zweite beeinträchtigt ist. Ein Bewohner demonstrierte die Funktionsweise seines Spezialrollstuhles, der einhändig betrieben werden kann und trotzdem ein Lenken ermöglicht. Um die Technik zu beherrschen, so die Aussage des Bewohners, muss man zumindest noch im Kopf funktionstüchtig sein.

Turnübungen (selbst)			
Seniorenheim		Pflegeheim	
6 Bewohner	12 %	3 Bewohner	4 %

Tabelle 62: Turnübungen (selbst)

In den Seniorenheimen gaben drei Befragte an, ihre Turnübungen selbst zu machen und aus diesem Grund nicht zur Bewegungsgruppe zu gehen. Drei weitere sagten, dass sie ihre eigenen Übungen zusätzlich zum Gruppenangebot im Heim machen würden. Die Befragten betonten die positive Wirkung körperlicher Aktivitäten auf ihr Wohlbefinden und sagten aus, keinesfalls auf ihre Übungen (Kniebeugen, Armübungen etc.) verzichten zu wollen.

Zwei der befragten Pflegeheimbewohner machen die gleichen Übungen aus dem gleichen Grund wie die Seniorenheimbewohner. Eine Bewohnerin trainiert täglich auf einem Heimtrainer, den sie im Wintergarten (geschlossener Balkon) ihres Pflegezimmers aufgestellt hat.

Organisierte sportliche Aktivitäten

Bewegungsgruppe (organisiert)			
Seniorenheim		Pflegeheim	
11 Bewohner	22 %	8 Bewohner	53 %

Tabelle 63: Bewegungsgruppe (organisiert)

Als Bewegungsgruppe wurde jene vom Heim organisierte Gruppenaktivität deklariert, in der die Bewohner gymnastische Übungen durchführen. Häufigkeit und Art der Durchführung sind heim- und personenspezifisch. Zwei Pflegeheime mussten aus dieser Berechnung ausgeschlossen werden, da ein Heim seinen Bewohnern keine Bewegungsgruppe und das andere Heim eine so genannte Mischgruppe anbietet, in der gespielt, geturnt, gesungen und das Gedächtnis trainiert wird. Die angegebene Prozentzahl bezieht sich hier daher nur auf einen geringen Teil der befragten Pflegeheimbewohner, nämlich auf 15 Personen.

Die Teilnehmerzahl der Seniorenheimbewohner an Bewegungsgruppen ist eher gering. Ein Grund dafür könnte sein, dass die Bewohner selbst noch so aktiv sind und daher das Angebot nicht benötigen. Ein anderer beispielsweise, dass die Wichtigkeit körperlicher Bewegung abseits von Arbeit in diesem Personenkreis nicht verankert ist, und schließlich wäre auch denkbar, dass im Gegensatz zum Pflegeheim, die Teilnahme im Seniorenheim von den Bewohnern in der Höhe von ca. € 2,-- pro Einheit selbst bezahlt werden muss. Jedenfalls gaben jene Befragten an, die an einer Bewegungsgruppe teilnehmen, dass sie dies mit Freude machen würden.

Die Teilnahme an der Bewegungsgruppe in dem verbleibenden Pflegeheim ist mit über der Hälfte der Befragten hoch. Sechs von ihnen gaben an, dass diese Aktivität ihnen Freude bereiten würde. Zwei sagten, dass sie nur in Ermangelung einer Alternativbeschäftigung mitmachen würden.

Gemischtes Gruppenangebot		
Seniorenheim	Pflegeheim	
Angebot nicht vorhanden	11 Bewohner	65 %

Tabelle 64: Gemischtes Gruppenangebot

Dieses Gruppenangebot besteht nur in einem Pflegeheim und bezieht sich daher lediglich auf die 17 interviewten Bewohner, daraus resultiert die hohe Prozentzahl. Es handelt sich dabei um einen Aktivitätenmix bestehend aus Gymnastik, Gedächtnistraining, Singen und Spielen. Ein Großteil der Befragten nimmt daran mit Freude teil. Eine Person sagte aus, dass sie eine Teilnahme dem Alleinsein in ihrem Zimmer vorziehe, aber es ihr keinen großen Spaß mache. Eine weitere Person gab an, nicht selbst über ihre Teilnahme bestimmen zu können. Aus den Interviews mit den sechs Nicht-Teilnehmern geht hervor, dass sie das Angebot als unpassend für sich empfinden.

3.5.2.5 Aktuelle gesundheitliche Aktivitäten

In dieser Kategorie wurden mit Ausnahme der Medikamenteneinnahme alle Aktivitäten aufgelistet, die die Bewohner zusätzlich unternehmen, um eine Linderung ihrer gesundheitlichen Beschwerden zu erzielen.

Arztbesuche außer Haus (selbstständig)			
Seniorenheim		Pflegeheim	
31 Bewohner	62 %	3 Bewohner	4 %

Tabelle 65: Arztbesuche außer Haus (selbstständig)

Auch hierbei handelt es sich wieder um eine Subkategorie, eine Aktivität, die hauptsächlich den befragten Seniorenheimbewohnern aufgrund ihrer Mobilität und Selbstständigkeit vorbehalten ist. Nur die wenigsten befragten Pflegeheimbewohner können in diesem Bereich noch aktiv sein. Der Grund für die Bildung dieser Subkategorie liegt darin, dass diese Tätigkeit für die darin Aktiven von großer Bedeutung ist und dafür beträchtliche Anstrengungen unternommen werden, z. B. Taxifahrt zum Arzt, obwohl alle Befragten die Möglichkeit haben, im Heim einen Arzt zu konsultieren. Wichtig bei dieser Tätigkeit ist die Möglichkeit zur sozialen Interaktion und das Bewusstsein, eine sinnvolle Tätigkeit auszuführen. Beinahe zwei Drittel der befragten Seniorenheimbewohner verbringen damit einen Großteil ihrer Zeit.

Die befragten Pflegeheimbewohner werden von den Ärzten behandelt, die ins Heim kommen. Nur drei Befragte fahren selbst mit dem Autobus zum Arzt. Sofern ein Facharztbesuch notwendig ist, wird dies über das Heim organisiert und die Bewohner werden mit der Rettung transportiert.

Physiotherapie			
Seniorenheim		Pflegeheim	
0 Bewohner	0 %	11 Bewohner	14 %

Tabelle 66: Physiotherapie

Physiotherapie im Heim selbst bzw. in einer externen Praxis als rehabilitative Maßnahme nach Schlaganfällen wird von den befragten Seniorenheimbewohnern nicht in Anspruch genommen, da kein Bedarf besteht. 11 Befragte der Pflegeheime erhielten zum Erhebungszeitpunkt nach ärztlicher Verordnung eine Physiotherapie im Heim. Nahezu alle befragten Schlaganfallspatienten erhielten kurz nach der Erkrankung eine Physiotherapie. Die meisten von ihnen würden auch gerne wieder eine in Anspruch nehmen. Zwei der Befragten, die derzeit eine Physiotherapie machen, tun dies nicht in der Überzeugung, damit eine Besserung für ihr Leiden zu erzielen, sondern in Ermangelung einer besseren Alternative (resignative Einwilligung in die Therapie). Eine Pflegeheimbewohnerin befand sich zum Erhebungszeitpunkt in wahrer Hochstimmung, da sie nun nicht mehr auf den Rollstuhl angewiesen ist, sondern zum Gehen nur noch den Rollator benötigt. Sie sagte aus, dass sie das Gehen ohne ihre Physiotherapeutin wahrscheinlich nie mehr geschafft hätte.

Gehübungen selbst			
Seniorenheim		Pflegeheim	
0 Bewohner	0 %	8 Bewohner	10 %

Tabelle 67: Gehübungen selbst

Bei den Seniorenheimbewohnern besteht dafür, ebenso wie bei der Physiotherapie, kein Bedarf. Von den Pflegeheimbewohnern wird diese Aktivität als Ersatz für die Physiotherapie durchgeführt, da sie sich selbst keine leisten können und derzeit keinen Anspruch auf ärztliche Verschreibung haben. Bei diesen Gehübungen muss das Personal anwesend sein und unterstützend eingreifen. Eine Bewohnerin von den acht Personen beklagte sich, dass sie zu diesen Gehübungen vom Pflegepersonal gezwungen werde. Andere führten mit Stolz vor, wie gut sie alleine wieder gehen könnten und bedauerten, dass seitens des Personals nicht mehr Zeit zum Üben aufgebracht werden kann.

Alternative Heilbehandlungen			
Seniorenheim		Pflegeheim	
4 Bewohner	8 %	1 Bewohner	1 %

Tabelle 68: Alternative Heilbehandlungen

Das Interesse an alternativen Heilbehandlungen ist bei den Befragten nicht sehr groß. Die Bewohner wurden danach gefragt, ob sie Massagen erhalten, sich akupunktieren lassen oder homöopathische Produkte einnehmen. Lediglich fünf Bewohner der insgesamt 131 Befragten bejahten diese Frage.

Kuraufenthalte			
Seniorenheim		Pflegeheim	
1 Bewohner	2 %	1 Bewohner	1 %

Tabelle 69: Kuraufenthalte

Je eine Befragte gab an, durchschnittlich einmal pro Jahr auf Kur zu fahren. Für diese beiden ist der Kuraufenthalt so wichtig, dass sie auch einen beträchtlichen Teil selbst dafür bezahlen.

3.5.2.6 Aktuelle politische Aktivitäten

In dieser Subkategorie wurde erfasst, inwieweit sich die Befragten noch für die Politik interessieren und ob sie ihr Wahlrecht aktiv ausüben. Obwohl es sich bei den politischen Interessen nicht um eine Aktivität im eigentlichen Sinne handelt, wurde sie an dieser Stelle miterfasst, da sie den Bewohnern Handlungsmöglichkeiten, z. B. als Kommunikationsbasis oder Auslöser zur Informationsgewinnung über die Massenmedien, eröffnen kann.

Politisches Interesse			
Seniorenheim		Pflegeheim	
17 Bewohner	34 %	14 Bewohner	17 %

Tabelle 70: Politisches Interesse

Rund ein Drittel der Befragten Seniorenheimbewohner interessiert sich für die Politik. Ihre Informationen beziehen sie aus diversen Medien (Zeitungen, Fernsehen und Radio). Für einige besteht die Möglichkeit, sich in Gesprächen mit Mitbewohnern damit auseinanderzusetzen. Zwei Drittel sagten aus, sich für Politik nicht mehr zu interessieren. Als Gründe gaben sie an, von dieser enttäuscht worden zu sein und niemanden glauben zu können. Zwei Bewohnerinnen lehnten die Politik sogar vehement ab, weil sie ihnen zu früheren Zeiten nur Probleme beschert hätte.

Weniger als ein Fünftel der befragten Pflegeheimbewohner gab an, noch aktives Interesse an politischen Themen zu besitzen. Sie bedauerten jedoch, dass ihnen geeignete Gesprächspartner zum Meinungsaustausch fehlen würden. Ihre Informationen beziehen sie ebenso wie die Seniorenheimbewohner aus den Massenmedien. Allerdings sind für sie aufgrund stärkerer visueller Beeinträchtigung Radio und Fernsehen geeignetere Informationsquellen. Die überwiegende Mehrzahl der Befragten interessiert sich jedoch nicht mehr für die Politik. Gründe dafür sind mitunter die fehlende Einflussnahme und ein Misstrauen gegenüber Politikern. Einer der befragten Pflegeheimbewohner lenkte das Interview immer wieder auf politische Themen. Es war ihm sichtlich ein Bedürfnis, mit jemanden darüber zu sprechen.

Wahlrecht			
Seniorenheim		Pflegeheim	
41 Bewohner	82 %	33 Bewohner	41 %

Tabelle 71: Wahlrecht

Im Gegensatz zum politischen Interesse üben vergleichsweise viele Befragte ihr Wahlrecht noch aus. Gründe dafür, warum keine Stimmabgabe bei der Wahl im vergangenen Jahr möglich war, können sein: Krankenhausaufenthalt infolge einer akuten Erkrankung, schlechter Gesundheitszustand/Bettlägerigkeit im Heim, Übersiedelung ins Heim und daher noch keine Aufnahme in die Wähler-Evidenzliste etc.

Mehr als drei Viertel der Seniorenheimbewohner gaben an, bei den letzten Wahlen ihre Stimme abgegeben zu haben. Wobei vier Personen aussagten, dies mit resignativer Grundhaltung getan zu haben, weil durch ihre Wahlbeteiligung keine Änderung des politischen Klimas bewirkt werden könne. Grundsätzlich üben ihr Wahlrecht bzw. ihre Wahlpflicht sehr viele Seniorenheimbewohner aus Gewohnheit aus, da sie es zeitlebens auch getan haben.

Während Seniorenheimbewohner die Möglichkeit haben, in der Nähe des Heimes in einem öffentlichen Gebäude zu wählen, wird die Stimmabgabe im Pflegeheim direkt vor Ort durchgeführt. Neun Personen gaben an, dies resignativ zu machen, und eine Person sagte aus, keine Wahl gehabt zu haben, weil sie sich von der Wahlkommission, die direkt in ihr Pflegezimmer gekommen ist, überrumpelt gefühlt habe. Einige Befragte wählten in ihrer Heimatgemeinde, da sie dort noch gemeldet sind. Knapp 60 % der Befragten wählen nicht mehr, einerseits aus den o. a. Gründen und andererseits aus Interesselosigkeit.

3.5.2.7 Aktuelle religiöse Aktivitäten

Hl. Messe (im Heim)			
Seniorenheim		Pflegeheim	
36 Bewohner	72 %	53 Bewohner	65 %

Tabelle 72: Hl. Messe (im Heim)

Sowohl Seniorenheime als auch Pflegeheime bieten ihren Bewohnern die Möglichkeit, im Heim selbst Hl. Messen (katholisch und evangelisch) zu besuchen. Die Abhaltung dieser Gottesdienste ist heimspezifisch geregelt, ebenso die Orte der Durchführung. In zwei Heimen werden die Speisesäle dafür umfunktioniert. In zwei anderen gibt es eigene Andachtsräume, und ein Heim besitzt eine wunderschöne Kapelle, in welche die Pflegeheimbewohner sehr gerne gehen. Grundsätzlich muss gesagt werden, dass die Heimleitungen sich bemühen, so oft wie möglich eine Hl. Messe mit Pfarrer im Heim abzuhalten. Da dies aus unterschiedlichen Gründen nicht immer möglich ist, werden auch oftmals Betrunden mit anderen Vertretern der Kirchengemeinde abgehalten. Den verstorbenen Mitbewohnern wird üblicherweise in den Messen und Andachten gedacht. Ein Pflegeheim bietet den Bewohnern die Gelegenheit, in einer Betrunde unmittelbar nach dem Ableben dem verstorbenen Mitbewohner zu gedenken.

Beinahe drei Viertel der befragten Seniorenheimbewohner nehmen sehr gerne an diesen Veranstaltungen teil. Knapp zwei Drittel der befragten Pflegeheimbewohner gaben an, im Heim zur Hl. Messe zu gehen: der Großteil von ihnen (46 Personen) geht mit Freude hin. Sechs Befragte machen dies nur aus Gewohnheit und sind laut eigenen Angaben nicht sonderlich an dieser Aktivität interessiert. Eine Pflegeheimbewohnerin sagte aus, ihre Teilnahme bzw. Nicht-Teilnahme nicht selbst beeinflussen zu können, sondern vom Personal abhängig zu sein.

Hl. Messe (in der Kirche)			
Seniorenheim		Pflegeheim	
9 Bewohner	18 %	2 Bewohner	2 %

Tabelle 73: Hl. Messe (in der Kirche)

Nur wenige der 131 Befragten, nämlich 11 Bewohner insgesamt, können eine hl. Messe in einer nahe gelegenen Kirche besuchen bzw. in ihrem Heimatwohnort. Während dies den Seniorenheimbewohnern ohne fremde Hilfe möglich ist, sind die Pflegeheimbewohner auf die Hilfe ihres sozialen Netzes angewiesen.

3.5.2.8 Aktuelle kreative/handwerkliche Aktivitäten

Individuelle kreative/handwerkliche Aktivitäten

Handarbeiten			
Seniorenheim		Pflegeheim	
10 Bewohner	20 %	5 Bewohner	6 %

Tabelle 74: Handarbeiten

Viele der befragten Frauen und ein Mann gaben an, dass sie früher sehr viele Handarbeiten gemacht hätten. Einerseits aus Notwendigkeit (z. B. Kleider nähen für die Kinder oder Strümpfe stricken, weil es nach dem Krieg nichts zum Kaufen gab) andererseits zu Dekorationszwecken (Teppiche knüpfen, Bilder sticken etc.). Aufgrund ihrer Erkrankungen (insbesondere Schlaganfälle mit Plegien) und diversen Beeinträchtigungen (Tremor, Sehschwäche etc.) ist es für die meisten nicht mehr möglich, diese Tätigkeiten auszuführen. 15 Bewohner insgesamt können in diesem Bereich noch aktiv sein aber nicht im selben Ausmaß wie früher. Zumeist werden Socken gestrickt, wobei es den darin aktiven Bewohnerinnen nicht auf eine Fertigstellung ankommt.

Eine Seniorenheimbewohnerin zeigte, dass sie gerade dabei ist, für sich eine ärmellose Jacke zu stricken. Sozusagen als gesundheitsfördernde Maßnahme wird das Stricken von einer Pflegeheimbewohnerin ausgeführt. Die Bewohnerin sagte aus, dass sie dies mache, um keine Kreuzschmerzen zu bekommen, da die aufrechte Sitzposition dem entgegenwirke. Einige Bewohner beider Institutionsformen gaben an, im Heimumfeld einfach keine Lust mehr auf Handarbeiten zu haben. Sie verstehen sich zwar selbst nicht, so die Aussagen, aber sie wollen nun diese Tätigkeit einfach nicht mehr durchführen.

Organisierte kreative/handwerkliche Aktivitäten

Basteln		
Seniorenheim	Pflegeheim	
Möglichkeit nicht gegeben	11 Bewohner	34 %

Tabelle 75: Basteln

Während Handarbeiten als vorwiegend individuelle Aktivität beschrieben werden kann, findet Basteln in einer vom Pflegeheim organisierten Gruppe statt. Im Erhebungszeitraum gab es in den Seniorenheimen keine Bastelgruppen. 49 Befragte eines Pflegeheimes erhalten in der Tagesstätte die Möglichkeit zum kreativen Arbeiten. Aus diesem Grund mussten diese Interviews aus der o. a. Berechnung ausgeklammert werden. D. h., die Prozentzahl bezieht sich daher nur auf 32 Interviews mit Pflegeheimbewohnern.

Basteln im Pflegeheim sieht so aus, dass zu diversen Anlässen (kirchlichen Festen oder Jahreszeiten) gebastelt wird. Die Bastelarbeiten ähneln oft denen von Schulkindern und sind keinesfalls auf die Bedürfnisse der alten Menschen abgestimmt. Immerhin nehmen sieben der befragten Pflegeheimbewohner mit Freude daran teil. Vier Personen gaben an, aus Mangel einer alternativen Beschäftigung mitzutun.

Tagesstätte		
Seniorenheim	Pflegeheim	
Möglichkeit nicht gegeben	7 Bewohner	14 %

Tabelle 76: Tagesstätte

Wie bereits beschrieben, erhalten 49 Befragte eines Pflegeheims die Möglichkeit, in der Tagesstätte kreative Tätigkeiten durchzuführen. Fünf Personen von ihnen nehmen das Angebot gerne in Anspruch. Eine Pflegeheimbewohnerin macht es aus Mangel an Alternativen. Eine weitere Person gab an, innerhalb der Aktivitäten der Tagesstätte die Möglichkeit zu haben, am Seniorentanz teilzunehmen, was von der Befragten mit Freude ausgeführt wird.

3.5.3 Resümee

Die Darstellung der Detailergebnisse zeigt, dass Aktivsein im institutionellen Kontext möglich ist. Durch eine Aufsplittung in individuelle und organisierte Tätigkeiten lässt sich erkennen, dass zwar institutionelle Rahmenbedingungen geschaffen werden, die Aktivsein heimspezifisch regeln, es aber dennoch auf den einzelnen Bewohner selbst ankommt, in welchem Ausmaß er aktiv sein will und kann. Der Gesundheitszustand ebenso wie das lebensspannenbezogene Aktivitätsniveau und die Rahmenbedingungen der Heime können dieses Aktivsein fördern oder behindern.

Aktivität von Senioren- und Pflegeheimbewohner unterscheidet sich nur im Bereich der Haushalts- und arbeitsähnlichen Aktivitäten markant voneinander. Gründe dafür liegen einerseits in der geringeren gesundheitlichen Beeinträchtigung der Seniorenheimbewohner und andererseits in den baulichen Gegebenheiten der Seniorenheime. Der Schwerpunkt von Aktivität bei den befragten Seniorenheimbewohnern liegt im Bereich der Haushalts- und arbeitsähnlichen Aktivitäten. Diese für die Befragten sinnvollen Aktivitäten können aufgrund des Alters und des Gesundheitszustandes nicht mehr im selben Ausmaß wie früher ausgeführt werden, was von den Heimbewohnern aber durchaus akzeptiert und mittels unterschiedlicher Hilfeleistungen kompensiert wird. Unterhaltsame und/oder informative Heimangebote werden zusätzlich konsumiert. Damit gelingt den Befragten die Aufrechterhaltung der Komplementärstellung von Arbeit und Freizeit, was zur Ausgewogenheit im institutionellen Lebensvollzug führt.

Diese Komplementärstellung fehlt im Pflegeheim gänzlich. Ein umfangreicheres Heimangebot kann zwar dazu dienen, den Heimalltag abwechslungsreicher zu gestalten und ein hohes institutionelles Aktivsein zu gewährleisten, eine Sinnerfüllung wie es Haushalts- und arbeitsähnliche Aktivitäten zu leisten vermögen, kann aber dadurch sehr wahrscheinlich nicht erzielt werden. Zum Gefühl, nichts mehr leisten zu können, aufgrund des Alters und der Beeinträchtigung, kommt das Gefühl, nichts mehr leisten zu dürfen, was den Selbstwert und die Lebenszufriedenheit der Befragten beträchtlich reduziert.

3.5.4 Gesamtergebnisse „Verändertes Aktivitätsniveau“

Wie bereits bei der Konzeption des Interviewleitfadens (Kap. 3.4.1.1) beschrieben, sollte mit dieser Frage in Erfahrung gebracht werden, inwieweit alte Menschen aufgrund ihrer Heimübersiedelung Tätigkeiten aufgeben, die sie zeitlebens durchgeführt haben. Die Gründe dafür sollten von den alten Menschen selbst genannt werden.

In der Pilotstudie (Kap. 3.4.2), die mit einer Gruppe von Senioren- und sehr aktiven Pflegeheimbewohnern durchgeführt wurde, gab es in Bezug auf diese Fragestellung keine Schwierigkeiten. Während der Datenerhebung in den Seniorenheimen zeigte sich, dass diese Bewohner im Grunde genommen gleich aktiv sind wie früher vor Heimeintritt. Ihr Aktivitätenradius hat sich nicht wesentlich verändert. Allerdings können die Aktivitäten generell nicht mehr so intensiv wie früher ausgeführt werden. Die aktuellen Aktivitäten sind an den Gesundheitszustand angepasst. Auf die Auswertung dieser Frage wurde aus diesem Grund verzichtet.

Völlig anders verhielt es sich jedoch bei den Pflegeheimbewohnern. Hier hatten nur die wenigsten die Möglichkeit, Aktivitäten des früheren Lebens (z. B. leichte Hausarbeit), wegen ihrer größeren Beeinträchtigungen (zumeist infolge von Schlaganfällen oder psychiatrischen Erkrankungen) und dem Heimumfeld (Zwei- oder Mehrbettzimmer, fehlende bauliche Möglichkeiten) weiterzuführen. Aus ethischen Bedenken wurde daher auf das Stellen dieser Frage verzichtet, weshalb auch von keinen Ergebnissen berichtet werden kann.

Aus den beiden o. a. Gründen wurde einerseits im Seniorenheimbereich auf die Auswertung der Ergebnisse verzichtet und im Pflegeheimbereich von dieser Fragestellung Abstand genommen.

3.5.5 Gesamtergebnisse „Wünsche an das Heimleben“

Mit dieser Frage sollte in Erfahrung gebracht werden, welche Wünsche Heimbewohner an das Leben im Heim stellen. Obwohl Mehrfachnennungen möglich gewesen wären, äußerten die Bewohner selten mehr als einen Wunsch. Die überwiegende Mehrheit, 48 Pflegeheimbewohner (59 %) und 35 Seniorenheimbewohner (70 %), gaben sogar an, keine Wünsche mehr zu besitzen und mit ihrer Situation so wie sie ist, zufrieden zu sein. Betont werden muss, dass die Frage generell nicht im Sinne des Forschungsinteresses beantwortet wurde, da die Bewohner entweder keine Wünsche besaßen oder Wünsche in Bezug auf die eigene Person wie Gesundheit, Sterben, nach Hause etc. nannten. Überhaupt wurde die Frage nach den Heimwünschen eher skeptisch aufgenommen, da es vielen alten Menschen in ihrer Situation unpassend schien, Wünsche zu äußern. Nachfolgende Abbildung gibt Auskunft über die Anzahl der Wünsche, die von 15 Senioren- (30 %) und 33 Pflegeheimbewohnern (41 %) getätigt wurden.

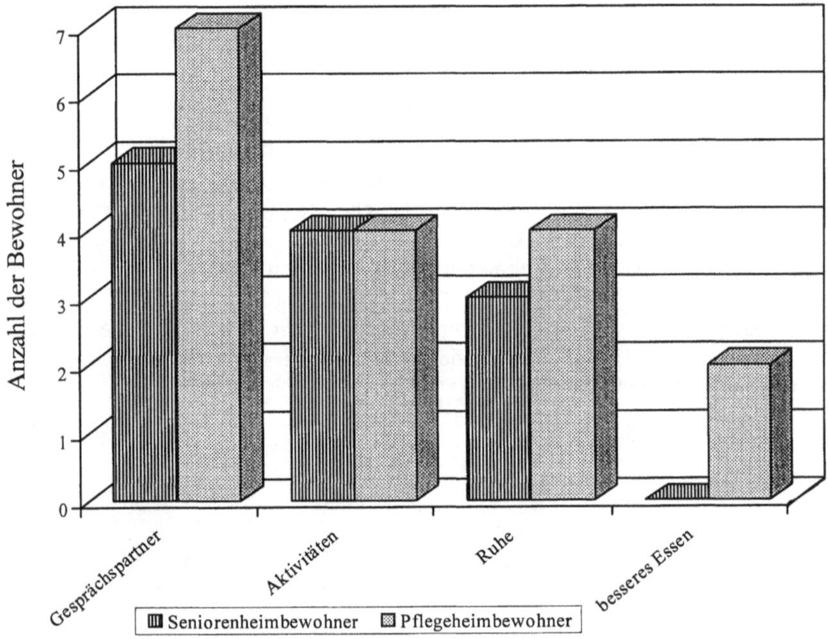

Abbildung 5: Wünsche an das Heimleben

3.5.6 Detailergebnisse „Wünsche an das Heimleben"

Die Darstellung der Detailergebnisse kann ebenfalls nur für jene Wünsche erfolgen, die im Sinne der Forschungsfrage beantwortet wurden. Die angegebenen Prozentzahlen beziehen sich auf die Gesamtstichprobe von 50 Senioren- und 81 Pflegeheimbewohnern, da alle auf diese Frage geantwortet haben, aber nur wenige im Sinne des Forschungsinteresses Informationen lieferten.

Wunsch: Gesprächspartner			
Seniorenheim		Pflegeheim	
5 Bewohner	10 %	7 Bewohner	9 %

Tabelle 77: Wunsch: Gesprächspartner

Sowohl Senioren- als auch Pflegeheimbewohner wünschen sich jemanden zum Reden. Die Suche nach einem geeigneten Gesprächspartner kann sich im Heim aus unterschiedlichen Gründen (Heimgröße, Beeinträchtigung, mangelnde Hilfestellung etc.) recht schwierig gestalten. Die Befragten gaben an, dass der Gesprächspartner die gleichen Interessen haben müsste, sodass eine tiefergehende Gesprächsführung möglich sei und nicht nur oberflächliches Plaudern.

Wunsch: Aktivitäten			
Seniorenheim		Pflegeheim	
4 Bewohner	8 %	4 Bewohner	5 %

Tabelle 78: Wunsch: Aktivitäten

Sowohl vier Senioren- als auch vier Pflegeheimbewohner gaben an, sich mehr Aktivitäten innerhalb des Heimes zu wünschen. Eine Seniorenheimbewohnerin sagte aus, dass sie sich mehr geregelte Aktivitäten wünsche, da ihr die jetzigen Heimaktivitäten zu sporadisch wären. Ein Pflegeheimbewohner bezeichnete das heimspezifische Gruppenangebot als völlig unpassend. Ihm wäre es lieber, wenn es mehr auf die Bedürfnisse der alten Menschen ausgerichtet wäre.

Wunsch: Ruhe			
Seniorenheim		Pflegeheim	
3 Bewohner	6 %	4 Bewohner	5 %

Tabelle 79: Wunsch: Ruhe

Auch hierbei handelt es sich um einen Wunsch an das Heimleben, weil dieses für insgesamt sieben Befragte zu stressig ist. Sie sagten aus, dass eine Heimaktivität nach der anderen stattfinden würde und sie so nicht mehr die benötigte Ruhe und Entspannung finden könnten.

Wunsch: Besseres Essen			
Seniorenheim		Pflegeheim	
0 Bewohner	0 %	2 Bewohner	2 %

Tabelle 80: Wunsch: Besseres Essen

Anlässlich der Datenerhebung beklagten relativ viele Pflegeheimbewohner, dass das Heimessen anders als zu Hause schmecke. Erstaunlicherweise wünschten sich dann lediglich zwei der Befragten, dass sich an dem Essen etwas ändern müsste. Alle anderen sind der Meinung, dass sie trotz einer Wunschäußerung keine Veränderung erzielen könnten. Seniorenheimbewohner sind mit ihrem Heimessen durchwegs zufrieden, zumal sie die Möglichkeit zur Selbstverpflegung haben und diese auch nutzen, wenn ihnen das Heimessen nicht entspricht.

3.5.7 Resümee

Leider brachte die Frage nach den Wünschen an das Heimleben nicht den erhofften Erfolg. Aus unterschiedlichen Gründen wollen oder können nur die wenigsten der Befragten Wünsche äußern. Ein Grund dafür könnte die Anpassung an den Heimalltag sein. Möglicherweise empfinden Heimbewohner eine Wunschäußerung in Anbetracht der nahen Endlichkeit des eigenen Lebens als sinnlos. Vielleicht handelt es sich aber bei den Personen, die keine Wunschäußerungen getätigt haben um solche Menschen, denen es nicht wichtig ist, ihr Umfeld zu beeinflussen. Möglicherweise wirkt eine Institutionalisierung generell in der Art, dass Wünsche nicht mehr nennenswert erscheinen. Bedauernswert ist es auf jeden Fall, dass die Auswertung dieser Daten so minimal ausgefallen ist, denn daraus hätten konkrete Veränderungsvorschläge für ein Leben im Heim hervorgehen können.

3.5.8 Gesamtergebnisse „Lieblingsbeschäftigung“

Die Frage nach früheren Lieblingsbeschäftigungen brachte das Ergebnis, dass die befragte Personengruppe unterschiedlichen Tätigkeiten nachgegangen ist, die den Freizeitbeschäftigungen unserer Zeit doch recht ähnlich sind. Eine Einteilung dieser kann in den gleichen Kategorien vorgenommen werden wie bei den aktuellen Aktivitäten. Innerhalb der einzelnen Hauptkategorien gibt es wieder eine Vielzahl von Subkategorien, die nachfolgend dargestellt werden und auf denen die Detaildarstellung basiert.

Hobby: Sportliche Aktivitäten	
• Sport und Bewegung	• Wandern und Spaziergänge

Tabelle 81: Hobby: Sportliche Aktivitäten

Hobby: Haushalts- und arbeitsähnliche Aktivitäten	
• Arbeit	• Garten
• Haushalt	

Tabelle 82: Hobby: Haushalts- und arbeitsähnliche Aktivitäten

Hobby: Kreative/handwerkliche Aktivitäten	
• Handarbeiten	• Basteln
• Malen	• Heimwerken

Tabelle 83: Hobby: Kreative/handwerkliche Aktivitäten

Hobby: Soziale/gesellschaftliche Aktivitäten	
• Geselligkeit	• Kinder und Enkel
• Tanzen	• Tiere
• Gesellschaftsspiele	• Reisen und Urlaube

Tabelle 84: Hobby: Soziale/gesellschaftliche Aktivitäten

Hobby: Kulturelle/geistige Aktivitäten	
• Lesen	• Theater und Filme
• Kreuzworträtsel	• Gedichte
• Fernsehen	• Technik
• Musik	

Tabelle 85: Hobby: Kulturelle/geistige Aktivitäten

Hobby: Politische Aktivitäten	
• Politisches Interesse	

Tabelle 86: Hobby: Politische Aktivitäten

Die Gesamtdarstellung erfolgt mittels der Hobbyspektren für Senioren- und Pflegeheimbewohner getrennt. Ein direkter Vergleich zwischen aktuellen Aktivitäten und Lieblingsbeschäftigungen ist nicht zulässig, da die zweiten komplementär zur früheren Alltagsbeschäftigung gestanden haben. Die Prozentzahlen der Hobbyspektren basieren, ebenso wie bei den aktuellen Aktivitäten, auf den ermittelten Gesamtnennungen. 94 Gesamtnennungen von 43 (86 %) Seniorenheimbewohnern stehen 119 Gesamtnennungen von 63 (78 %) Pflegeheimbewohnern gegenüber. Die Anzahl der Nennungen, die in den einzelnen Kategorien getätigt wurden, finden sich in den Hobbyspektren. Es zeigt sich, dass die Befragten der Seniorenheime mehr Lieblingsbeschäftigungen zu nennen wussten als die der Pflegeheime. Mehrfachantworten, die nicht von jedem Befragten ausgeschöpft wurden, waren möglich. Auf ein Ranking analog der Nennungen wird hier verzichtet, da die Unterschiede zwischen dem Hobbyspektrum der Senioren- und der Pflegeheimbewohner minimal ausgefallen sind. Nähere Informationen werden anschließend in den Detailergebnissen beschrieben.

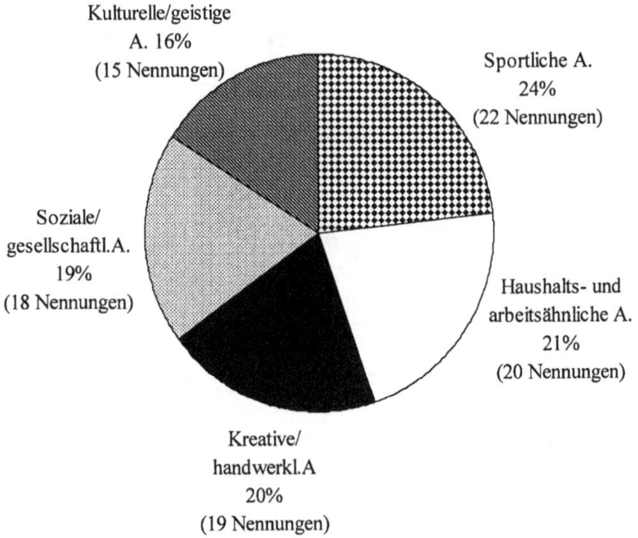

Abbildung 6: Hobbyspektrum Seniorenheim

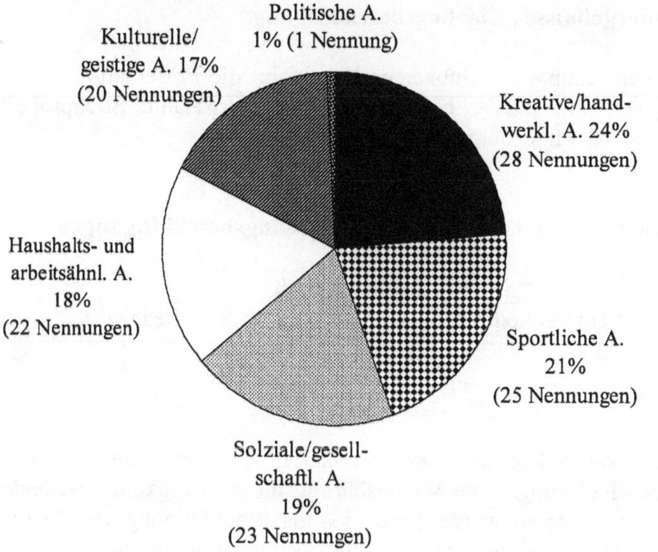

Abbildung 7: Hobbyspektrum Pflegeheim

Wie aus den Hobbyspektren hervorgeht, weisen die Lieblingsbeschäftigungen früherer Jahre von Senioren- und Pflegeheimbewohnern nur geringe Unterschiede auf (Abbildung 6 und 7).

Ergänzend zu dieser Frage wurde erforscht, wie vielen Bewohnern es möglich ist, frühere Lieblingsbeschäftigungen, angepasst an den Gesundheitszustand, im Heimumfeld weiterzuführen. 23 Senioren- (46 %) und 19 Pflegeheimbewohner (24 %), die Angaben zu ihren Hobbys machten, ist es gelungen, diese auch im Heimumfeld beizubehalten. Die anderen, 20 Personen (40 %) aus den Senioren- und 44 Personen (54 %) aus den Pflegeheimen, können ihre Hobbys leider nicht weiterführen. Sieben Senioren- (14 %) und 18 Pflegeheimbewohner (22 %) sagten aus, keine Hobbys gehabt zu haben. In den nachfolgenden Detaildarstellungen zeigt sich die Vielfältigkeit der früheren Lieblingsbeschäftigungen.

3.5.9 Detailergebnisse „Lieblingsbeschäftigung"

Analog den Haupt- und Subkategorien erfolgt die Präsentation der Detailergebnisse. Die Prozentzahlen beziehen sich auf die gesamte Stichprobe von 50 Senioren- und 81 Pflegeheimbewohnern.

3.5.9.1 Haushalts- und arbeitsähnliche Lieblingsbeschäftigungen

Hobby: Arbeit			
Seniorenheim		Pflegeheim	
5 Bewohner	10 %	6 Bewohner	7 %

Tabelle 87: Hobby: Arbeit

Bewohner, die selbstständig waren, nannten Arbeit am häufigsten als frühere Lieblingsbeschäftigung. Eine Weiterführung dieser Tätigkeiten ist leider nicht möglich. Des Weiteren wurde diese Lieblingsbeschäftigung von Personen genannt, denen die Frage nach einem Hobby als unpassend erschien.

Hobby: Haushalt			
Seniorenheim		Pflegeheim	
3 Bewohner	6 %	5 Bewohner	6 %

Tabelle 88: Hobby: Haushalt

Eine Seniorenheimbewohnerin gab an, dass ihre Lieblingsbeschäftigung früher die Führung des Haushaltes war. Alle Anforderungen zu bewältigen, stellte eine große Herausforderung für sie dar und machte sie glücklich und zufrieden. Die selbstständige Erledigung von Hausarbeiten in ihrer Garçonnière im Seniorenheim ist dieser Dame deshalb auch sehr wichtig.

Zwei Senioren- und fünf Pflegeheimbewohnerinnen nannten das Kochen und Backen als liebste Tätigkeit. Die Speisen sollten nicht nur gut schmecken, sondern auch schön angerichtet sein. Sie freuten sich über das erhaltene Lob und sahen gerne zu, wenn es den anderen schmeckte. Die Speisen selbst zu essen, war ihnen dabei gar nicht wichtig. Diese Lieblingsbeschäftigung im jetzigen Umfeld fortzuführen, ist für die Befragten nicht möglich. Den Pflegeheimbewohnerinnen fehlt die Kochgelegenheit und den beiden Seniorenheimbewohnerinnen mangelt es an Gästen.

Hobby: Garten			
Seniorenheim		Pflegeheim	
12 Bewohner	24 %	11 Bewohner	14 %

Tabelle 89: Hobby: Garten

Im Gegensatz zu den anderen Hobbys wurde dieses sehr oft genannt. Gemüse und Obst selbst anzubauen sowie Blumen zu säen, war für 22 Frauen und einen Mann die liebste frühere Tätigkeit. Obwohl der Besitz eines Gartens viel Arbeit bedeutete, wollte niemand von den Befragten diese Arbeit missen. Sie gaben an, dass die Ernte für sie ein tolles Erlebnis gewesen sei. Auch wenn ein Großteil der Lebensmittel verschenkt werden musste, weil man nicht so viel auf einmal essen konnte. In den Garten zu gehen, um die benötigten Lebensmittel zu holen, besaß für die Senioren- und Pflegeheimbewohner eine zentrale Bedeutung. Eine Bewohnerin aus einem Seniorenheim gab an, dass sie die Gartenarbeit als „Beschäftigungstherapie" nützte, da sie mit Haushalt und Kindern nicht ausgelastet war. Einigen Befragten gelang die Weiterführung dieses Hobbys auch im Heimumfeld, z. B. indem sie viele Pflanzen in ihrem Zimmer oder der Garçonnière aufgestellt oder sich im Heimgarten selbst ein Beet angelegt haben.

3.5.9.2 Soziale/gesellschaftliche Lieblingsbeschäftigungen

Hobby: Geselligkeit			
Seniorenheim		Pflegeheim	
6 Bewohner	12 %	3 Bewohner	4 %

Tabelle 90: Hobby: Geselligkeit

Insgesamt neun Befragte gaben an, dass sie früher sehr gerne zu geselligen Zusammenkünften (Kirchtage, diverse Feste - öffentlich oder privat) gegangen seien. Diese Personen betonten auch, wie wichtig ihnen die Veranstaltungen und Gruppenaktivitäten in ihrem Heim sind und dass noch viel mehr in dieser Richtung getan werden müsste.

Hobby: Tanzen			
Seniorenheim		Pflegeheim	
1 Bewohner	2 %	2 Bewohner	3 %

Tabelle 91: Hobby: Tanzen

Nur drei Personen aller Befragten gaben an, dass sie gerne getanzt hätten. Diese sagten aus, kein Fest in der Nähe ihres Heimatortes versäumt zu haben, bei dem die Möglichkeit zum Tanzen gegeben war. Geselligkeit und Tanzen stehen somit in enger Verbindung. Eine Weiterführung oder Ersatz konnte teilweise in den Gruppenaktivitäten der Heime gefunden werden.

Hobby: Gesellschaftsspiele			
Seniorenheim		Pflegeheim	
1 Bewohner	2 %	3 Bewohner	4 %

Tabelle 92: Hobby: Gesellschaftsspiele

Nur drei Bewohnerinnen aus den Pflegeheimen und eine aus den Seniorenheimen gaben an, dass Gesellschaftsspiele ihr Hobby waren und bis heute geblieben sind. Vor allem Karten spielen wurde von diesen Damen im Heimumfeld beibehalten.

Hobby: Kinder und Enkel			
Seniorenheim		Pflegeheim	
2 Bewohner	4 %	2 Bewohner	3 %

Tabelle 93: Hobby: Kinder und Enkel

Jeweils zwei Bewohnerinnen der Senioren- und Pflegeheime nannten ihre Kinder und Enkelkinder als Hobby. Die Befragten berichteten, dass es für sie nichts Schöneres gab, als zuerst ihre Kinder und dann die Enkelkinder umsorgen zu dürfen. Diese Tätigkeit konnte z. B. mit der Beobachtung von Kindergartenkindern in einem der Pflegeheime teilweise weitergeführt werden.

Hobby: Tiere			
Seniorenheim		Pflegeheim	
3 Bewohner	6 %	6 Bewohner	7 %

Tabelle 94: Hobby: Tiere

Von neun Bewohnern insgesamt wurde angegeben, dass für sie die Beschäftigung mit Tieren das liebste Hobby darstellte. Es handelte sich dabei um die Haustiere dieser Befragten (Katzen, Hunde und Hasen). Im Kontakt mit den Heimtieren konnte diese Aktivität teilweise beibehalten werden. Manchen Bewohnern ist es gelungen, sich auch im Heim ein Haustier (Katze oder Vogel) halten zu dürfen.

Hobby: Reisen und Urlaube			
Seniorenheim		Pflegeheim	
5 Bewohner	10 %	7 Bewohner	9 %

Tabelle 95: Hobby: Reisen

Die Einteilung von Reisen zu den sozialen/gesellschaftlichen Lieblingsbeschäftigungen ist nicht unumstritten. Eine Zuteilung zur Kategorie kulturelle/geistige Lieblingsbeschäftigung wäre auch möglich gewesen. Nachdem aber dem sozialen Aspekt innerhalb der Reisen eine hohe Bedeutung zukommt, wurde die Zuteilung zu dieser Kategorie gewählt. Reisen und Urlaube in unterschiedlicher Länge wurden von den Befragten genannt. Einige von ihnen konnten fast die ganze Welt bereisen, andere beschränkten sich auf Urlaube innerhalb von Österreich. Manchen war es wichtig, viel über fremde Kulturen und Länder mittels Studienreisen zu erfahren, den anderen reichte ein Badeaufenthalt. Zwei Bewohner können diese Aktivität im geringen Ausmaß auch jetzt noch beibehalten.

3.5.9.3 Kulturelle/geistige Lieblingsbeschäftigungen

Hobby: Lesen			
Seniorenheim		Pflegeheim	
1 Bewohner	2 %	6 Bewohner	7 %

Tabelle 96: Hobby: Lesen

Von insgesamt sieben Bewohnern wird diese Tätigkeit als frühere Lieblingsbeschäftigung genannt. Eine Pflegeheimbewohnerin erzählte, wie schwierig es früher war, an Lesestoff heranzukommen. Manchmal waren die Erzählungen auf der Rückseite der Kalender der einzige Lesestoff. Diese Geschichten wurden immer und immer wieder gelesen. Eine weitere Pflegeheimbewohnerin berichtete davon, dass ihre Mutter sich ständig darüber ärgerte, wenn sie einen Liebesroman nach dem anderen förmlich verschlang. Sie gab an, dass sie sich von ihrer Mutter aber nicht davon abhalten ließ. Auch heute im Pflegeheim ist sie ihrer Leselinie treu geblieben. Eine andere Pflegeheimbewohnerin bedauerte sehr, dass sie jetzt zwar ausreichend Zeit zum Lesen hätte, dies aufgrund ihrer Fehlsichtigkeit aber leider nicht mehr möglich ist.

Hobby: Kreuzworträtsel			
Seniorenheim		Pflegeheim	
1 Bewohner	2 %	3 Bewohner	4 %

Tabelle 97: Hobby: Kreuzworträtsel

Von nur insgesamt vier Bewohnern wurde Kreuzworträtsel lösen als Lieblingsbeschäftigung genannt. Eine Tätigkeit, die von ihnen auch jetzt noch mit Leidenschaft ausgeführt wird.

Hobby: Fernsehen			
Seniorenheim		Pflegeheim	
0 Bewohner	0 %	1 Bewohner	1 %

Tabelle 98: Hobby: Fernsehen

Nur eine Pflegeheimbewohnerin sagte aus, dass sie vor ihrem Heimeintritt sehr gerne ferngesehen habe und das auch im Heim weiterführe, allerdings nicht mehr im selben Ausmaß wie zu Hause. Der Stellenwert des Fernsehens als Hobby besaß zu früheren Zeiten nicht so eine große Bedeutung wie heute. Für zukünftige Generationen von alten Menschen lässt sich annehmen, dass sich das stark verändern wird.

Hobby: Musik			
Seniorenheim		Pflegeheim	
5 Bewohner	10 %	6 Bewohner	7 %

Tabelle 99: Hobby: Musik

Insgesamt 11 Bewohner sagten aus, dass die Musik ihr Hobby war. Für einige war es das Spielen eines Instruments (Klavier, Heimorgel, Harmonika), für andere war es das Singen z. B. in einem Chor. Auch hier gelang nur einigen wenigen diese Tätigkeiten im Heimleben fortzuführen. Ein schönes Beispiel, um sich die frühere Lieblingsbeschäftigung ins jetzige Umfeld hinüberzuretten, nannte ein Pflegeheimbewohner. Die Frage, ob ihm seine Musik nicht sehr fehle, beantwortete dieser mit nein. Sie fehle ihm nicht, weil er sie innerlich immer noch klingen höre.

Hobby: Theater und Filme			
Seniorenheim		Pflegeheim	
2 Bewohner	4 %	1 Bewohner	1 %

Tabelle 100: Hobby: Theater und Filme

Für je einen Senioren- und einen Pflegeheimbewohner war das Theaterspielen bzw. das Mitwirken in Filmen die liebste Beschäftigung. Eine Seniorenheimbewohnerin erzählte davon, wie sie sich für das Filmemachen zu interessieren begann und wie erfolgreich sie gemeinsam mit ihrem Mann gewesen sei. Einen Ersatz bzw. eine Weiterführung gelang den Bewohnern in diesem Bereich nur zum Teil, z. B. indem sie alte Filme anschauen.

Hobby: Gedichte			
Seniorenheim		Pflegeheim	
2 Bewohner	4 %	1 Bewohner	1 %

Tabelle 101: Hobby: Gedichte

Von drei Bewohnern insgesamt war die frühere Lieblingsbeschäftigung Gedichte schreiben. Dieses Hobby führen sie alle auch im Heimumfeld aus. Sogar für innerinstitutionäre Anlässe wird gedichtet, ebenso wie für den Privatgebrauch.

Hobby: Technik			
Seniorenheim		Pflegeheim	
4 Bewohner	8 %	1 Bewohner	1 %

Tabelle 102: Hobby: Technik

Ein Pflegeheimbewohner gab an, sich zeitlebens für technische Dinge interessiert zu haben, vor allem Flugzeuge hatten es ihm angetan. In den Pflegeheimalltag konnte er sich nur noch das Schmökern in Fachliteratur hinüberretten. Für drei Seniorenheimbewohner war ihr Auto die liebste frühere Beschäftigung und für einen das Motorrad. Ausfahrten mit diesen Fahrzeugen wurden sehr gerne und häufig unternommen. Zwei der Seniorenheimbewohner besitzen noch ein Auto, welches sie auch benutzen.

3.5.9.4 Sportliche Lieblingsbeschäftigungen

Hobby: Sport und Bewegung			
Seniorenheim		Pflegeheim	
13 Bewohner	26 %	18 Bewohner	22 %

Tabelle 103: Hobby: Sport und Bewegung

Zu den klassischen Freizeitaktivitäten gehören die sportlichen Aktivitäten. Sehr viele Senioren- und Pflegeheimbewohner gaben an, dass sie in ihrer aktiven Zeit sehr gerne Sport betrieben und sich gerne bewegt hätten. Einige von ihnen waren auch Mitglieder in Sportvereinen. Sowohl Männer als auch Frauen erzählten vom Schi fahren früherer Tage, das sich vom heutigen wesentlich unterscheidet.

Fußball spielen wurde von einigen Männern als Hobby genannt. Eine Pflegeheimbewohnerin erzählte, dass sie sich auch für Fußballspiele interessiert hätte, aber nur wegen eines Spielers, der später ihr Mann wurde. Zu dieser Zeit war es für eine Frau unüblich, sich auf einem Fußballplatz aufzuhalten. Als weiteres Hobby in dieser Kategorie wurde Schwimmen genannt. Einige Seniorenheimbewohner schaffen es auch jetzt noch, sich ab und zu einen Schwimmtag zu organisieren.

Die Fortführung sportlicher Aktivitäten im Heimumfeld ist zumeist nicht möglich. Ein Ersatz, wenn überhaupt, kann nur durch das Ansehen von Sportübertragungen gefunden werden oder beim Durchführen täglicher Turnübungen.

Hobby: Wandern und Spaziergänge			
Seniorenheim		Pflegeheim	
9 Bewohner	18 %	7 Bewohner	9 %

Tabelle 104: Hobby: Wandern und Spaziergänge

Wanderungen und ausgedehnte Spaziergänge zählten auch zu den einstigen beliebten Hobbys. Einige der Befragten übten diese Tätigkeit in Vereinen aus. Andere unternahmen diese lieber alleine. Die sportliche Betätigung und das Naturerlebnis standen dabei im Vordergrund. Ein Seniorenheimbewohner sagte aus, dass es der Seele gut getan habe, wenn man nach dem anstrengenden Aufstieg auf einen Berg den Ausblick genießen konnte. Vor allem den Seniorenheimbewohnern ist es gelungen, diese Aktivität in adaptierter Weise beizubehalten, z. B. indem sie lange Spaziergänge unternehmen (alleine oder mit Verwandten). Eine Seniorenheimbewohnerin fährt sogar öfters mit der Gondel auf einem nahe liegenden Berg. Für die stark beeinträchtigten Pflegeheimbewohner konnte sich kein Ersatz finden lassen.

3.5.9.5 Politische Lieblingsbeschäftigungen

Hobby: Politisches Interesse			
Seniorenheim		Pflegeheim	
0 Bewohner	0 %	1 Bewohner	1 %

Tabelle 105: Hobby: Politisches Interesse

Nur ein Pflegeheimbewohner sagte, dass er sich früher intensiv für die Politik interessiert habe und auch aktiv in seiner Heimatgemeinde tätig war. Das mit ihm geführte Interview zeigte deutlich, dass er das Gespräch immer wieder auf dieses Thema hinsteuerte. In gewisser Weise kann er diese frühere Lieblingsbeschäftigung auch heute im Heimumfeld durchführen und zwar indem er speziell die Polit-Nachrichten im Radio hört oder sich im Fernsehen politische Sendungen ansieht. Auch lässt er keine Gelegenheit aus, um mit Mitbewohnern oder seinen Besuchern zu politisieren.

3.5.9.6 Kreative/handwerkliche Lieblingsbeschäftigungen

Hobby: Handarbeiten			
Seniorenheim		Pflegeheim	
17 Bewohner	34 %	19 Bewohner	23 %

Tabelle 106: Hobby: Handarbeiten

Handarbeiten, als Hobby und Notwendigkeit, wurde von den jetzt alten Frauen sehr geschätzt. Sogar ein Mann nannte diese Tätigkeit als Lieblingsbeschäftigung. Zumeist wurde genäht und gestrickt, aber auch Deckchen zur Dekoration wurden gefertigt und Bekleidung für die Kinder hergestellt. Da Materialien knapp waren, mussten die Befragten sehr erfinderisch sein z. B. wurde aus zwei zu klein gewordenen Pullovern ein größerer gestrickt. Die meisten von ihnen bedauerten, dass diese Fertigkeit heute eigentlich nicht mehr gebraucht wird, da es alles recht günstig zu kaufen gibt. Einige von ihnen knüpften Teppiche oder häkelten welche. Aufgrund von visuellen und feinmotorischen Beeinträchtigungen können diese Tätigkeiten jetzt nur mehr im kleinen Ausmaß weitergeführt werden bzw. wurden von den meisten sogar ganz aufgegeben.

Hobby: Malen			
Seniorenheim		Pflegeheim	
1 Bewohner	2 %	4 Bewohner	5 %

Tabelle 107: Hobby: Malen

Das Hobby von einer Seniorenheimbewohnerin und von vier Pflegeheimbewohnern war Malen. Einer der Pflegeheimbewohner sagte aus, dass er sogar Ausstellungen mit seinen Bildern gemacht hätte. Die anderen malten für den Privatgebrauch. Die Ausübung dieses Hobbys im Heimumfeld war den Befragten nicht möglich.

Hobby: Heimwerken			
Seniorenheim		Pflegeheim	
0 Bewohner	0 %	4 Bewohner	5 %

Tabelle 108: Hobby: Heimwerken

Vier Pflegeheimbewohner berichteten davon, dass für sie das Heimwerken das schönste Hobby war. Ständig gab es im Haus etwas zu reparieren und das wurde von diesen Befragten sehr gerne erledigt. Eine Fortführungsmöglichkeit im Pflegeheim konnten sie leider nicht finden.

Hobby: Basteln			
Seniorenheim		Pflegeheim	
1 Bewohner	2 %	1 Bewohner	1 %

Tabelle 109: Hobby: Basteln

Jeweils eine Bewohnerin der Senioren- und der Pflegeheime gab an, früher gerne gebastelt zu haben. Sie erzählten, dass für diese Tätigkeit wenig Zeit gewesen wäre, sie sich aber dennoch nicht davon abhalten ließen. Diverse Bastelarbeiten passend zu den Jahreszeiten und den kirchlichen Festen wurden für den Eigenbedarf und als Geschenk gefertigt. In Bastelgruppen, die vom Heim angeboten werden, können sie dieser Lieblingsbeschäftigung weiter nachgehen.

3.5.10 Resümee

Wie die Ergebnisdarstellungen zeigen, sind die früheren Lieblingsbeschäftigungen den heutigen gar nicht so unähnlich. Einigen Bewohnern, vor allem den Seniorenheimbewohnern, gelingt es, diese in adaptierter Weise weiter auszuführen. Wichtig bei diesen Ergebnissen war die Erkundung lebensspannenbezogener Interessen. Basierend darauf könnten individuelle Handlungsmöglichkeiten in den Heimen, vor allem für die beeinträchtigteren Pflegeheimbewohner, geschaffen werden.

3.5.11 Gesamtergebnisse „Heimerlebnis"

Mit dieser Frage sollte in Erfahrung gebracht werden, welche Ereignisse im Heim in angenehmer Erinnerung bleiben. Ziel dieser Fragestellung war es, die Situationen, Emotionen und die Rolle des Berichtenden zu erfassen. Ausgehend von diesen Informationen hätten künftige Heimerlebnisse individueller auf die Bewohner abgestimmt werden können. Leider muss vorab gesagt werden, dass nur die wenigsten Befragten dieses Item im Sinne des Forschungsinteresses beantworteten. Aus diesem Grund fiel die Datenerhebung ebenso wie die Datenauswertung nicht sonderlich ergiebig aus. Die überwiegende Mehrzahl der Befragten, 39 Senioren- (78 %) und 54 Pflegeheimbewohner (67 %) sagten aus, dass sie solche Erlebnisse nicht berichten können. Sie betonten des Öfteren, dass die Tage im Heim für sie alle ziemlich gleichförmig verlaufen würden und dass es in der Institution keine herausragenden Vorkommnisse gibt. Alle beteuerten jedoch, dass sie unter den gegebenen Umständen mit ihrem Leben zufrieden sein müssten. Die Beantwortung dieser Frage erinnerte sehr stark an die Ergebnisse der Frage nach den Wünschen an das Heimleben (Kap. 3.5.5 bis 3.5.7), die in Bezug auf das Forschungsinteresse ebenfalls wenig aufschlussreich waren.

Einige wenige konnten Situationen benennen, die ihnen nachhaltig in Erinnerung geblieben sind und in denen sie eine aktive Rolle eingenommen haben. Die folgende Abbildung zeigt die Anzahl der Nennungen in Bezug auf angenehme Erlebnisse, die von insgesamt 11 Senioren- (22 %) und 27 Pflegeheimbewohner (33 %) genannt wurden. Wie bei den vorhergehenden Fragestellungen wurde hier ebenfalls die Möglichkeit von Mehrfachnennungen nicht ergiebig ausgeschöpft. Von 11 Seniorenheimbewohnern wurden 15 Ereignisse und von 27 Pflegeheimbewohnern 29 berichtet. Im Anschluss daran werden die Detailergebnisse präsentiert.

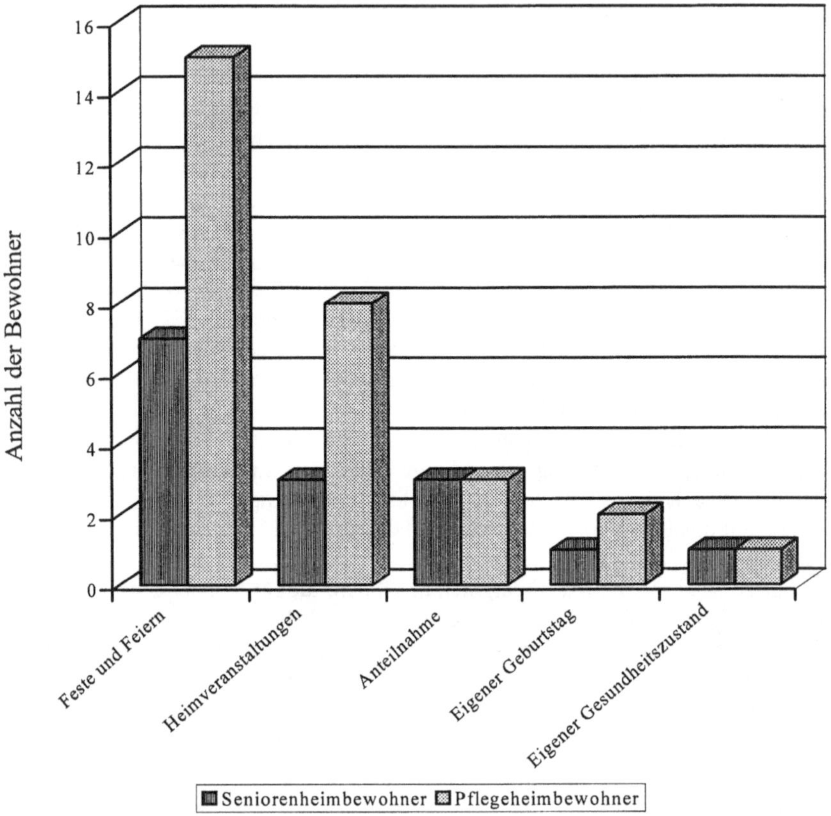

Abbildung 8: Heimerlebnisse

3.5.12 Detailergebnisse „Heimerlebnis“

Die Prozentzahlen wurden auf der Basis der Gesamtstichprobe von 50 befragten Senioren- und 81 Pflegeheimbewohnern ermittelt.

Heimerlebnis: Feste und Feiern			
Seniorenheim		Pflegeheim	
7 Bewohner	14 %	15 Bewohner	19 %

Tabelle 110: Heimerlebnis: Feste und Feiern

Feste und Feiern werden von jedem Heim individuell ausgerichtet. Über die Häufigkeit und das Ausmaß lassen sich daher keine generalisierenden Aussagen tätigen. Immerhin empfinden insgesamt 22 Bewohner diese Heimveranstaltungen als nennenswertes Erlebnis. An dieser Stelle wird vor allem von besonders schönen Geburtstags- oder Weihnachtsfeiern berichtet. Die Abwechslung zum alltäglichen Heimleben und die feierliche Stimmung gefallen den Befragten dabei besonders gut.

Heimerlebnis: Veranstaltungen			
Seniorenheim		Pflegeheim	
3 Bewohner	6 %	8 Bewohner	10 %

Tabelle 111: Heimerlebnis: Veranstaltungen

Diverse Veranstaltungen, wie Theateraufführungen, Darbietungen von Gesangvereinen, Diavorträgen aber auch Ausflügen etc. werden von 11 Befragten als schönes Erlebnis beschrieben. Auch hier ist es wieder die Ablenkung zum Alltäglichen, die bei den Befragten gut ankommt.

Heimerlebnis: Anteilnahme			
Seniorenheim		Pflegeheim	
3 Bewohner	6 %	3 Bewohner	4 %

Tabelle 112: Heimerlebnis: Anteilnahme

Sechs Befragte erzählten in diesem Zusammenhang von ereignisreichen Vorfällen mit Mitbewohnern, die zwar nicht immer schön waren, aber den Betreffenden doch langfristig im Gedächtnis geblieben sind.

Eine Seniorenheimbewohnerin berichtete davon, dass es für sie sehr aufregend war, einer Mitbewohnerin zu helfen, die infolge eines Schwächeanfalls zusammengebrochen war. Die beiden anderen Damen erzählten, dass die Freundschaft zu Mitbewohnern für sie als schönes Ereignis gelte. Eine Pflegeheimbewohnerin sagte, dass sie einmal für kurze Zeit aus ihrem Pflegezimmer ausziehen musste, weil das Dach repariert wurde. Sie kam in das Zimmer einer psychisch erkrankten Frau. Diese Mitbewohnerin machte ihr mit ihrem befremdlichen Verhalten Angst. Sie war deshalb sehr froh, als sie wieder in ihr altes Zimmer zur gewohnten Mitbewohnerin zurückkehren konnte. Eine weitere Bewohnerin erzählte davon, dass sie einmal mitten in der Nacht aufgewacht sei, weil ihre Zimmerkollegin, die im Wachkoma liegt, geredet hat. Die Befragte sagte, dass sie laut vor Freude geschrien hätte, wenn die Frau tatsächlich aufgewacht wäre. Die dritte Pflegeheimbewohnerin nannte ihre Freundschaft zu einer Mitbewohnerin als besonders schönes Erlebnis.

Heimerlebnis: Eigener Geburtstag			
Seniorenheim		Pflegeheim	
1 Bewohner	2 %	2 Bewohner	3 %

Tabelle 113: Heimerlebnis: Eigener Geburtstag

Von insgesamt drei Personen wird der eigene Geburtstag als besonders schönes Ereignis genannt. Die Bewohnerin aus einem der Seniorenheime gab an, dass dies für sie deshalb so schön sei, weil sie dann ihren Mitbewohnern ein Stück Torte und Kaffee aufwarten könne, die von ihrer Tochter ins Heim gebracht werden. Das Geben können an diesem Tag steht für sie dabei im Vordergrund. Eine Pflegeheimbewohnerin berichtete davon, wie schön die Geburtstagsfeiern in ihrem Heim ausgerichtet werden und welch schönes Erlebnis ihr eigener Geburtstag innerhalb dieser Feierlichkeit für sie war. Eine andere Pflegeheimbewohnerin erzählte, dass an ihrem Geburtstag ein Musikant für sie aufgespielt hätte und sie mit Tränen in den Augen der Musik gelauscht habe.

Heimerlebnis: Eigene Gesundheit			
Seniorenheim		Pflegeheim	
1 Bewohner	2 %	1 Bewohner	1 %

Tabelle 114: Heimerlebnis: Eigene Gesundheit

Je eine Befragte aus den Senioren- und eine aus den Pflegeheimen gab an, dass die Besserung ihres eigenen Gesundheitszustandes für sie ein besonderes Erlebnis im Heim gewesen wäre.

3.5.13 Resümee

Wie die Ergebnisse zeigen, können sowohl organisierte als auch individuelle Ereignisse dazu führen, dass diese längerfristig im Gedächtnis der Bewohner bleiben. Sowohl angenehme als auch aufregende Erlebnisse finden sich unter den Nennungen. Zumeist nehmen die Berichtenden dabei eine aktive Rolle ein. Hervorhebenswert ist, dass sich von den genannten fünf Kategorien vier auf zwischenmenschliche Interaktionen beziehen und nur eine (eigene Gesundheit) auf den einzelnen Bewohner selbst. Abschließend muss festgehalten werden, dass bei Konzeption der Fragestellung ein größerer Output erwartet wurde. Die erhaltenen Daten werden, in Anbetracht der Stichprobengröße, als eher spärlich betrachtet.

4. Diskussion

Die vorliegende Forschungsarbeit bezieht ihre theoretische Fundierung aus jenen psychologischen Alternstheorien, die Aktivität als zentralen Faktor benennen, mit dem zufriedenes Altern gelingen kann. Diese theoretische Positionierung soll aber nicht darüber hinwegtäuschen, dass es Menschen gibt, die in Inaktivität zufriedener altern als mit Aktivität (Lehr, 1972). Persönlichkeitseigenschaften sowie ein lebensspannenbezogenes Aktivitätsniveau können darüber Aufschluss geben, ob der Alterungsprozess im Engagement oder Disengagement erfolgreicher sein kann (Cumming, 1963).

Die meisten aktivitätsorientierten Alternstheorien resultieren aus diversen Studien, die mit gering beeinträchtigten alten Menschen durchgeführt wurden. Aus diesem Grund erscheint es umso wichtiger, dass der Frage nachgegangen wird, inwiefern sich Alter, Krankheit und Institutionalisierung auf das Aktivitätsniveau auswirken. Die Ergebnisse dieser Arbeit zeigen deutlich, dass Aktivsein auch mit großen physischen und psychischen Beeinträchtigungen innerhalb von Senioren- und Pflegeheimen möglich ist. Allerdings scheint vor allem die Aktivität von Pflegeheimbewohnern eine Art Aktivität im Disengagement darzustellen, da sich die meisten Befragten von gesellschaftlichen Normen schon sehr weit distanziert haben und sie mit ihrem Leben unter diesen Umständen und in diesem Umfeld bereits abgeschlossen haben. Schaffen es alte Menschen jedoch, sich an die Institution anzupassen, dann kann ihnen diese Betätigungsmöglichkeiten eröffnen, die ihnen zu Hause aus unterschiedlichen Gründen (bauliche Gegebenheiten, fehlende Betreuung etc.) verwehrt sind.

Eine missverständlich aufgefasste Aktivitätstheorie führte dazu, dass in der Altenarbeit eine Aktivierung um jeden Preis betrieben wird (Kolland, 1996). Alte Menschen werden in bestimmte Aktivitätstypen gedrängt, die sinn- und funktionslos sind (Carrel, 1955), ihren Selbstzweck in sich tragen (Dittmann-Kohli, 1990) und von der Gesellschaft nicht anerkannt werden (Kolland, 2000). Den jetzt alten Menschen ist das Gefühl, gebraucht zu werden und aktiv etwas leisten zu können, immens wichtig, um Selbstachtung und Selbstwertgefühl zu erhalten. Der Genuss von Aktivitäten, die lediglich Zerstreuung und Unterhaltung bieten, wird als unmoralisch und nicht sinnbringend angesehen (Staudinger & Dittmann-Kohli, 1994). Institutionelle Aktivitätsangebote weisen vorwiegend Unterhaltungscharakter auf, die einer Beschäftigungstherapie gleichen und dazu beitragen, den Heimalltag zu strukturieren. Bedauerlicherweise nehmen sie auch kaum Bezug zum lebensspannenbezogenen Aktivitätsniveau des alten Menschen. Zufriedenes Altern trotz gesundheitlicher Beeinträchtigungen und Institutionalisierung ist nur dann realisierbar, wenn auch innerinstitutionär Aktivitäten ausgeführt werden können, die für den einzelnen subjektiv bedeutsam sind. Weitere Studien werden benötigt, um die Auswirkungen von subjektiv bedeutsamen Aktivitäten auf das psychische Wohlbefinden von Heimbewohnern zu untersuchen.

Im Bereich der aktuellen Aktivitäten zeigen die Ergebnisse dieser Studie ein weites Aktivitätenspektrum. Im Bereich der Haushalts- und arbeitsähnlichen Aktivitäten gibt es zwischen den beiden Institutionsformen (Senioren- und Pflegeheim) einen wesentlichen Unterschied, weil Aktivitäten in diesem Bereich hauptsächlich von Seniorenheimbewohnern und das in sehr großem Ausmaß durchgeführt werden. Haushalts- und arbeitsähnliche Aktivitäten sind für Seniorenheimbewohner von großer subjektiver Bedeutsamkeit, da mit ihnen die Kontinuität von sinnvollen außerinstitutionären Tätigkeiten aufrechterhalten werden kann und dem Leistungsaspekt hiermit Rechnung getragen wird. Die Intensität der ausgeführten Tätigkeiten steht in keinerlei Relation zu früher, was von den Seniorenheimbewohnern als altersbedingt und normal bezeichnet wird. Hilfestellungen seitens der Seniorenheime in Bezug auf Verpflegung und Reinigung etc. werden dankbar in Anspruch genommen und dienen zur Unterstützung der Selbstständigkeit. Heimangebote, die Zerstreuung und Unterhaltung bieten, komplettieren den Heimalltag, womit die Komplementärstellung von Arbeit und Freizeit im Heim ihre Fortsetzung findet.

Diese Komplementärstellung kann im Pflegeheim nur von den allerwenigsten Bewohnern und nur unter großen Anstrengungen beibehalten werden, was einerseits aus der massiveren gesundheitlichen Beeinträchtigung der Pflegeheimbewohner resultiert und andererseits auf fehlende Möglichkeiten im Pflegeheimumfeld zurückzuführen ist, die u. a. im historischen Entstehungskontext begründet sind. Tatsache ist auch hier, dass die seitens engagierter Heime zur Verfügung gestellten Angebote lediglich Zerstreuung und Unterhaltung bieten können, jedoch keine Sinnerfüllung geben. Gerade die jetzt alten Menschen müssten eine Tätigkeit ausüben, eine Aufgabe erfüllen können, die subjektiv bedeutend ist, um damit positive Effekte auf das Wohlbefinden zu erzielen. Viktor Frankl (1947, 1991) verweist darauf, dass selbst ein stark beeinträchtigter alter Mensch etwas leisten kann, indem er sein Leiden erträgt und so die Aufgabe erfüllt, die das Leben an ihn stellt. Sofern diese Einstellung in den Institutionen realisiert werden kann, wäre dies vielleicht ein Ansatz, um dem Leistungswillen begegnen zu können. Zusätzlich dazu könnten dann jene Aktivitäten konsumiert werden, die Ablenkung vom Leiden und Unterhaltung bringen.

Institutionalisierung geht nicht grundsätzlich mit einer Reduktion von Aktivitäten einher, sondern kann auch - wie oben beschrieben - eine Reihe von Möglichkeiten eröffnen, die zu Hause nicht gegeben sind. Die jetzt angebotenen Heimaktivitäten könnten jedoch dahingehend verändert werden, dass ein Eingehen auf die individuellen Bedürfnisse einzelner Bewohner möglich wird und dürften sich nicht nur auf den kleinsten gemeinsamen Nenner beschränken, wie es derzeit der Fall ist. Im Zuge der Datenerhebung waren Bewohner eine persönliche Bereicherung, die es für sich geschafft haben im Heim sowohl institutionell als auch individuell aktiv zu sein. Es handelte sich dabei um so genannte „starke Persönlichkeiten", bei denen eine Anpassung an die Rahmenbedingungen des Heimes nicht zwangsläufig mit der Aufgabe von Individualität gekoppelt war.

Am treffendsten lassen sich diese Menschen mit dem Begriff „resilience people" bezeichnen. Baumann und Perrez (1998) verstehen darunter Personen, die trotz vorhandener vulnerabilisierender Faktoren keine psychische Störung entwickeln. Resilience im Bereich von Institutionen kann als Beibehaltung von individuellem Aktivsein unter Einbeziehung der institutionellen Angebote verstanden werden, ohne dabei auf Individualität und Aktivität zu verzichten. Wichtig erscheint, und das wurde von diesen Bewohnern auch besonders betont, sich in Anbetracht der eigenen Endlichkeit und der Heimumgebung, nicht gehen zu lassen. Bereits im Jahr 1949 beschrieben Cavan und Mitarbeiter, dass der Verlust von Resilienz oft aus einer Institutionalisierung resultiert. Wünschenswert wäre es, wenn Heimbetreibende und HeimmitarbeiterInnen sich zur obersten Aufgabe machen, dieser negativen Entwicklung entgegenzusteuern.

Die Frage nach den Wünschen, welche die Befragten an das Heimleben stellen, sollte Aufschluss über Veränderungsmöglichkeiten geben. Leider brachten die Ergebnisse aber nicht die gewünschte „Datenflut", sondern müssen in Anbetracht der Stichprobengröße als spärlich bezeichnet werden. Dies kann mitunter daraus resultieren, weil sich das Lebensinteresse maximal reduziert hat, sodass sogar Wünsche und Handlungsvorstellungen bei den alten institutionalisierten Menschen fast gänzlich verschwunden sind (Staudinger & Dittmann-Kohli, 1994). Ein vermindertes Anspruchsniveau bei dieser Personengruppe kann aber auch einen Schutzmechanismus darstellen, der dazu führt, dass der alte Mensch nichts mehr einfordert, was nicht realisiert werden kann (Dittmann-Kohli, 1990). Ein weiterer Aspekt, der in diesem Zusammenhang genannt werden muss, ist das in der Literatur bekannte „Zufriedenheitsparadoxon" (Glatzer, 1992). Damit wird eine Strategie bezeichnet, die der alte Mensch anwendet. Er vergleicht sich mit anderen, denen es noch schlechter geht, und erhält dadurch Lebenszufriedenheit in seiner unangenehmen Situation. Subjektive Zufriedenheit trotz objektiv schlechteren Bedingungen resultiert demnach aus dem Vergleich mit anderen, und diese subjektive Zufriedenheit wurde von mir bei diesem Forschungsvorhaben sehr häufig angetroffen. Wichtig war es auch herauszufinden, welche Lieblingsbeschäftigungen die jetzt alten Menschen lebensspannenbezogen besessen haben. Interessant sind diese Hobbys dahingehend, weil sie Informationen zu Aktivitäten bringen, die in modifizierter Weise auch jetzt im Heim eingesetzt werden können, um Wohlbefinden zu erhalten. Die erzielten Daten zu den Lieblingsbeschäftigungen zeigen das frühere Aktivitätsniveau, die Anregbarkeit und die Interessen des Bewohners auf. Auf Basis dieser müssten individuelle Heimaktivitäten angeboten und in den Heimalltag integriert werden.

Die Informationsmenge, die aus der fünften und letzten Frage hervorging, war ähnlich spärlich wie das erwähnte Ergebnis der Frage nach den Wünschen. Schöne und/oder angenehme Heimerlebnisse scheinen die wenigsten Befragten in Erinnerung zu haben. Dabei wäre gerade die Beantwortung dieses Items so spannend gewesen, um daraus ableiten zu können, welcher Art Vorkommnisse in den Heimen sein müssten, damit sie den Bewohnern länger in Erinnerung verbleiben und angenehme Emotionen über den Zeitraum der Veranstaltung hinaus vermitteln. Aus den wenigen verfügbaren Daten konnte lediglich herausgefiltert werden, dass die Interaktion mit anderen Menschen dabei zentral ist und der Bewohner eine aktive Rolle einnimmt. Demnach ist die soziale Involviertheit dabei der zentrale Faktor.

Generell zeigen die Ergebnisse der Studie, dass Aktivsein, angepasst an die Rahmenbedingungen der Institution, für den Großteil der Befragten möglich ist. Kritisch betont werden muss dabei, dass sowohl die befragten Senioren- als auch die Pflegeheimbewohner zu den rüstigeren und aufgeschlosseneren Heimbewohnern beider Institutionsformen zählen und somit eine Positivauswahl repräsentieren, welche die gesamten Ergebnisse zum Positiven hin beeinflussen. Darüber hinaus muss hervorgehoben werden, dass sich selbst unter dieser positiven Stichprobe eine beachtliche Zahl von alten Menschen befindet, die institutionell kaum aktiv sein kann und dass die Daten von Nicht-Befragten gänzlich fehlen. Einfache Lösungsmöglichkeiten zum individuellen Aktivsein in Heimen gibt es nicht. Ein einfühlendes Vorgehen, indem man die Heimbewohner selbst Aussagen zu ihren Aktivitätspräferenzen und Gewohnheiten machen lässt, ist dabei unumgänglich und bedarf einer gründlichen Auseinandersetzung mit dem alten Menschen und einer Anleitung des Pflege- und Betreuungspersonals beim Einsatz eines sensitiven Verfahrens, welches Aktivitätspräferenzen erkennen lässt und aufbauend auf den Ergebnissen dieser Studie entwickelt wird.

Zur Generalisierbarkeit der vorliegenden Studie soll bemerkt werden, dass aufgrund der für qualitative Forschungsvorhaben großen Stichprobe sich verallgemeinerbare Aussagen zu Aktivitäten von institutionalisierten alten Menschen machen lassen. Zwar besitzt jedes Heim seine spezifische Philosophie in Bezug auf Aktivität, die sich - soweit sich aus dieser Studie schließen lässt - kaum auf die Aktivitätsausprägungen auswirkt. In Bezug auf die anderen Forschungsfragen kann gesagt werden, dass auch diese Ergebnisse lieferten, die bezeichnend für die jetzt alten Menschen sind. Weitere Forschungsarbeiten auf diesem Gebiet müssten dies noch ausführlicher belegen bzw. werden nachfolgende Kohorten von alten Menschen aller Wahrscheinlichkeit nach andere Wünsche an institutionelle Aktivitätsangebote und an ein Leben im Heim stellen.

5. Ausblick

Aufbauend auf den Daten dieser Studie wird der Versuch unternommen, ein sensitives Erhebungsverfahren zu entwickeln, welches den Anwendern erlaubt, Aktivitätspräferenzen von alten Menschen zu erkennen. Die der Aktivität zugrunde liegende zentrale Bedeutsamkeit soll damit ermittelt werden. Diese der Aktivität zugrunde liegende zentrale Bedeutsamkeit lässt sich jedoch nicht dadurch eruieren, indem lebensspannenbezogene Aktivität herangezogen und diese in adaptierter Form als Heimaktivität zur Verfügung gestellt wird. Gewarnt werden muss dabei ausdrücklich vor vereinfachenden Schlussfolgerungen in nachfolgender Art: Der Bewohner gibt an, dass er zeitlebens sehr gerne getanzt habe und diese Tätigkeit jetzt aufgrund gesundheitlicher Beeinträchtigungen nicht mehr ausführen kann. Den Senioren-Sitztanz als adaptierte Ersatzaktivität zum früheren Tanzen anzubieten, wäre in den meisten Fällen kontraproduktiv, weil nicht ergründet worden ist, welche subjektive Bedeutsamkeit mit dem früheren Tanzen verbunden war. Mochte der Bewohner das Tanzen so sehr, weil er sich gerne körperlich bewegte oder war ihm der soziale/gesellschaftliche Aspekt dieser Tätigkeit wichtig? Stellte das Tanzen für ihn vielleicht eine mentale Herausforderung dar, weil er stets schwierige Schrittkombinationen einstudieren und ausprobieren wollte? Nur wenn man die Motive für die Ausübung einer früheren Tätigkeit kennt, kann man darauf aufbauend eine Heimaktivität ermöglichen, die den Bedürfnissen gerecht wird.

Die Ergebnisse nach den früheren Lieblingsbeschäftigungen ebenso wie die aktuellen Aktivitäten enthielten oft Verweise darauf, warum diese oder jene Tätigkeit so gerne ausgeführt wurde und weshalb es so wichtig ist, diese weiterhin ausführen zu können und zu dürfen. Nicht allen alten Menschen waren diese Motive bekannt bzw. konnten diese nicht sofort benannt werden. Weiterführende Literatur für interessierte Leser findet sich bei Jenull-Schiefer und Janig (2004) oder bei Miklautz und Jenull-Schiefer (2004). Ein sensitives Vorgehen war bei der Suche der zentralen Motive erforderlich. Ziel dieser Studie ist es - wie schon erwähnt - die Datenbasis zu liefern auf der ein Erhebungsverfahren konstruiert werden kann, das nicht nur sensitiv ist, sondern auch von unterschiedlichen Personengruppen angewendet werden kann. Dieses Erhebungsverfahren soll einerseits möglichst viele Informationen über den Bewohner liefern, damit eine bedarfs- und bedürfnisgerechte Aktivierung überhaupt möglich wird und andererseits dem Personal eine andere Kommunikationsbasis mit dem alten Menschen erlaubt, die über das Alltägliche und Pflegerische hinausgeht.

6. Literatur

Achenbaum, W. A. & Bengtson, V. L. (1994). Re-Engaging the Disengagement Theory of Aging: On the History and Assessment of Theory Development in Gerontology. *The Gerontologist,* 34 (6), 756-763.

Amann A. (2000). Altersforschung in Österreich. In *Ältere Menschen – Neue Perspektiven. Seniorenbericht 2000: Zur Lebenssituation älterer Menschen in Österreich* (S. 504-531). Wien: Bundesministerium für soziale Sicherheit und Generationen.

Amt der Kärntner Landesregierung (2003a). *Berechnungen zur Bevölkerungsprognose basierend auf dem Mikrozensus 2001.* Arbeitsunterlagen. 20. Oktober 2003.

Amt der Kärntner Landesregierung (2003b). *Sozial- und Gesundheitssprengel.* Klagenfurt: Amt der Kärntner Landesregierung, Abteilung 13.

Backes, G. & Clemens, W. (1998). *Lebensphase Alter. Eine Einführung in die sozialwissenschaftliche Alternsforschung.* Weinheim: Juventa.

Badelt, C. & Leichsenring, K. (2000). Versorgung, Betreuung, Pflege. In *Ältere Menschen – Neue Perspektiven. Seniorenbericht 2000: Zur Lebenssituation älterer Menschen in Österreich* (S. 408-453). Wien: Bundesministerium für soziale Sicherheit und Generationen.

Baltes, M. M. (1995). Verlust der Selbständigkeit im Alter: Theoretische Überlegungen und empirische Befunde. *Psychologische Rundschau,* 46, 159-170.

Baltes, M. M. & Carstensen, L. L. (1996). Gutes Leben im Alter: Überlegungen zu einem prozeßorientierten Metamodell erfolgreichen Alterns. *Psychologische Rundschau,* 47, 199-215.

Baltes, M. M., Kindermann, T. & Reisenzein, R. (1986). Die Beobachtung von unselbständigem und selbständigem Verhalten in einem deutschen Altenheim: die soziale Umwelt als Einflußgröße. *Zeitschrift für Gerontologie,* 19, 14-24.

Baltes, P. B. & Baltes, M. M. (1989a). Erfolgreiches Altern: Mehr Jahre und mehr Leben. *Zeitschrift für Gerontopsychologie und –psychiatrie,* 2 (1), 5-10.

Baltes, P. B. & Baltes, M. M. (1989b). Optimierung durch Selektion und Kompensation. Ein psychologisches Modell erfolgreichen Alterns. *Zeitschrift für Pädagogik,* 35, 85-105.

Baltes, P. B. (1999). Alter und Altern als unvollendete Architektur der Humanontogenese. *Zeitschrift für Gerontologie und Geriatrie,* 32 (6), 433-448.

Barrett, J. & Kirk, S. (2000). Running focus groups with elderly and disabled elderly participants. *Applied Ergonomics,* 31 (6), 621-629.

Bauer-Söllner, B. (1997). Altern in Selbständigkeit statt Abhängigkeit und Ausgeliefertsein. In L. Blosser-Reisen (Hrsg.), *Altern: Integration sozialer und gesundheitlicher Hilfen* (S. 21-46). Bern: Hans Huber.

Baumgartl, B. (1997). *Altersbilder und Altenhilfe: zum Wandel der Leitbilder von Altenhilfe seit 1950.* Opladen: Westdeutscher Verlag.

Baumann, U. & Perrez, M. (Hrsg.). (1998). *Lehrbuch Klinische Psychologie – Psychotherapie.* Bern: Hans Huber.

Baumann, U., Mitmansgruber, H., Thiele, C. & Feichtinger, L. (2002). Übergang ins Seniorenheim: eine Herausforderung für Senioren und für Psychologen (S. 283–318). In A. Maercker (Hrsg.), *Alterspsychotherapie und klinische Gerontopsychologie.* Berlin: Springer.

Bayer, C. & Fleischmann, U. M. (1987). Erlernte Hilflosigkeit und Depression bei alten Menschen. Eine Studie zum Seligmanschen Depressionskonzept im Altenheimbereich. *Zeitschrift für Gerontologie,* 20, 204-209.

Belardi, N. & Fisch, M. (1999). *Altenhilfe. Eine Einführung für Studium und Praxis.* Weinheim: Beltz.

Bickel, H. & Jäger, I. (1986). Die Inanspruchnahme von Heimen im Alter. *Zeitschrift für Gerontologie,* 19, 30-39.

Blaumeiser, H. & Klie, T. (2002). Zwischen Mythos und Modernisierung – Pflegekulturelle Orientierung im Wandel und die Zukunft der Pflege. In A. Motel-Klingebiel, H.-J. von Kondratowitz & C. Tesch-Römer (Hrsg.), *Lebensqualität im Alter. Generationenbeziehungen und öffentliche Servicesysteme im sozialen Wandel* (S. 159-173). Opladen: Leske & Budrich.

Böhm, E. (1990). *Verwirrt nicht die Verwirrten. Neue Ansätze geriatrischer Krankenpflege.* Bonn: Psychiatrie-Verlag.

Brandt, H. (1987). Der Wunsch des alten Menschen nach stationärer Betreuung. Sozialhilfe zwischen Wahlrecht, Erforderlichkeit und Kosten. In H. Brandt, E.-M. Dennebaum & W. Rückert (Hrsg.), *Stationäre Altenhilfe. Problemfelder – Rahmenbedingungen – Perspektiven* (S. 30-46). Freiburg im Breisgau: Lambertus.

Büttner, T. (2000). Die Alterung der Weltbevölkerung im 21. Jahrhundert. *Zeitschrift für Bevölkerungswissenschaft,* 25 (3-4), 441-459.

Bundesministerium für Finanzen. (2003). Altersbelastungsquote. www.bmf.gv.at [01.12.2003].

Bundesministerium für soziale Sicherheit, Generationen und Konsumentenschutz. (Hrsg.). (2003). *Altenheime und Pflegeheime in Österreich. Mitte. Kärnten, Oberösterreich, Steiermark.* Wien: BMSG.

Burbank, P. M. (1986). Psychosocial theories of aging. A critical evaluation. *Advances in Nursing Science,* 9 (1), 73-86.

Carrel, A. (1955). *Der Mensch das unbekannte Wesen.* München: List.

Carstensen, L. L. (1987). Age-related changes in social activity. In L. L. Carstensen & B. Edelstein (Hrsg.), *Handbook of Clinical Gerontology* (S. 222-235). New York: Pergamon Press.

Cavan, R. S., Burgess, E. W., Havighurst, R. J. & Goldhamer, H. (1949). *Personal adjustment in old age.* Chicago: Science Research Associates.

Clubmobil (2003). Pflegegeldinformation. *www.clubmobil.at/pflegegeld.html* [02.11.2003]

Cott, C. A. & Fox, M. T. (2001). Health and Happiness for Elderly Instituzionalized Canadians. *Canadian Journal on Aging,* 20 (4), 517-535.

Cumming, E. (1963). Further thoughts on the theory of disengagement. *International Societation Science Bulletin, 15,* 377–393.

Cumming, E. & Henry, W. (1961). *Growing old: The process of disengagement.* New York: Basic Books.

Dieck, M. (1994). Das Altenheim traditioneller Prägung ist tot. In A. Kruse & H.-W. Wahl (Hrsg.), *Altern und Wohnen im Heim. Endstation oder Lebensort?* (S. 191-200). Bern: Hans Huber

Dilling, H., Mombour, W. & Schmidt, M. H. (Hrsg.). (2000). *Internationale Klassifikation psychischer Störungen.* Bern: Hans Huber.

Dinkel, R. H. & Luy, M. (1999). Natur oder Verhalten. *Zeitschrift für Bevölkerungswissenschaft,* 24 (2), 105-132.

Dittmann-Kohli, F. (1990). Sinngebung im Alter. In P. Mayring & W. Saup (Hrsg.), *Entwicklungsprozesse im Alter* (S. 145-166). Stuttgart: Kohlhammer.

Dunkhorst, H. (2001). *Gestaltung und Beschäftigung.* Hannover: Vincentz.

Erlemeier, N. (2002). *Suizidalität und Suizidprävention im Alter.* Stuttgart: Kohlhammer.

Fachschule für Sozialberufe II des Kärntner Caritasverbandes. (2003). Unveröffentlichte Arbeitsunterlagen.

Feil, N. (2000). *Validation: Ein Weg zum Verständnis verwirrter alter Menschen.* München: Reinhardt Verlag.

Feuerstein, C. & Havel, M. (2000). Die Wohnsituation der älteren Menschen. In *Ältere Menschen – Neue Perspektiven. Seniorenbericht 2000: Zur Lebenssituation älterer Menschen in Österreich* (S. 224-257). Wien: Bundesministerium für soziale Sicherheit und Generationen.

Fischer, E., Scholta, M., Dunkl, G. & Wiesbauer, S. (1990). Einrichtungen und Dienste für hilfs- und pflegebedürftige ältere Menschen in den Bundesländern Oberösterreich, Kärnten und Steiermark. In H. Steiner (Hrsg.), *Hilfs- und Pflegebedürftigkeit im Alter: Lebensbedingungen, Versorgungsangebote, Zukunftserwartungen* (S. 307-378). Wien: Bundesministerium für Arbeit und Soziales.

Flick, U. (1995). *Qualitative Sozialforschung. Theorie, Methoden, Anwendung in Psychologie und Sozialwissenschaften.* Reinbeck bei Hamburg: Rowohlt.

Foddy, W. (1995). *Constructing questions for interviews and questionnaires: theory and practice in social research.* Cambridge: Cambridge University Press.

Folstein, M. F. & McHugh, P. R. (1975). Mini-mental-state: A practical method for grading the cognitive state of patients for the clinician. *Journal of Psychiatric Research,* 12 (3), 189-198.

Frankl, V. E. (1947). *Trotzdem Ja zum Leben sagen.* Wien: Deuticke.

Frankl, V. E. (1991). *Das Leiden am sinnlosen Leben.* Freiburg: Herder.

Gatterer, G. (2003). *Multiprofessionelle Altenbetreuung. Ein praxisbezogenes Handbuch.* Wien: Springer.

Gerlach, U., Wagner, H. & Wirth, W. (2000). *Innere Medizin für Pflegeberufe.* Stuttgart: Thieme.

Gereben, C. & Kopinitsch-Berger, S. (1998). *Auf den Spuren der Vergangenheit. Anleitung zur Biographiearbeit mit älteren Menschen.* Wien: Wilhelm Maudrich.

Gesundheits- und Krankenpflegeschulen (2003). Ausbildungen in den Gesundheits- und Krankenpflegeschulen. *www.krankenpflegeschule.at/Allgemein/pflegehelferausbildung.html* [25.11.2003]

Giehlen, G. (1996). *Soziale Kompetenz im Altenheim. Der Versuch eines integrativ-emanzipatorischen Ansatzes zur Verbesserung der Lebenszufriedenheit alter Menschen im Heim und der Arbeitszufriedenheit pflegenden und betreuenden Personals.* Aachen: Mainz.

Girtler, R. (1992). *Methoden der qualitativen Sozialforschung. Anleitung zur Feldarbeit.* Wien: Böhlau.

Glatzer, W. (1992). Lebensqualität und subjektives Wohlbefinden. Ergebnisse sozialwissenschaftlicher Untersuchungen. In A. Bellebaum (Hrsg.), *Glück und Zufriedenheit. Ein Symposium* (S. 49-85). Opladen: Westdeutscher Verlag.

Goffman, E. (1985). *Assylums.* London: Penguin.

Green, S. & Cooper, B. A. (2000). Occupation as a Quality of Life Constituent: A Nursing Home Perspective. *British Journal of Occupational Therapy,* 63 (1), 17-24.

Grond, E. (1993). *Die Pflege und Begleitung depressiver alter Menschen.* Hannover: Schlütersche.

Gronemeyer, R. (1989). Integration und Segregation – Spezielle oder altersübergreifende Maßnahmen in Einrichtungen für alte Menschen. In M. M. Baltes, M. Kohli & K. Sames (Hrsg.), *Erfolgreiches Altern. Bedingungen und Variationen* (S. 113-117). Bern: Hans Huber.

Gronemeyer, R. (1990). *Die Entfernung vom Wolfsrudel. Über den drohenden Krieg der Jungen gegen die Alten.* Düsseldorf: Claassen.

Gruber, R. (2003). *Altern im Kontext von Gesundheit, Krankheit und Pflege.* Unveröffentlichte Diplomarbeit. Alpen-Adria Universität Klagenfurt.

Grün, O. (1995). Das Postulat der Kundenorientierung im System der Altenversorgung. In M. B. Güntert-Dubach & R. A. Meyer-Schweizer (Hrsg.), *ALTERnativen. Brüche im Lebenslauf* (S. 227-243). Bern: Haupt.

Harper Ice, G. (2002). Daily Life in a Nursing Home. Has it changed in 25 Years? *Journal of Aging Studies, 16,* 345-359.

Harris, R., Klie, T. & Ramin, E. (1995). *Heime zum Leben. Wege zur bewohnerorientierten Qualitätssicherung.* Hannover: Vincentz.

Hautzinger, M. (2002). Depressive Störungen. In A. Maercker (Hrsg.), *Alterspsychotherapie und klinische Gerontopsychologie* (S. 141-166). Berlin: Springer.

Havighurst, R. J. (1957). The social competence of middle-aged people. *Genet. Psychol. Monogr.,* 56, 297-375.

Havighurst, R. J. (1961). Successful Aging. *The Gerontologist,* 1, 8-13.

Havighurst, R. J. & Albrecht, R. (1953). *Older people.* New York: Longmans, Green & Co.

Hegerl, U. (2001). Antidepressiva. In U. Hegerl, M. Zaudig & H.-J. Möller (Hrsg.), *Depression und Demenz im Alter. Abgrenzung, Wechselwirkung, Diagnose, Therapie* (S. 79-100). Wien: Springer.

Hessel, A., Gunzelmann, T., Geyer, M. & Brähler, E. (2001). Inanspruchnahme medizinischer Leistungen und Medikamenteneinnahme bei über 60-Jährigen in Deutschland – gesundheitliche, sozialstrukturelle, soziodemographische und subjektive Faktoren. *Zeitschrift für Gerontologie und Geriatrie,* 33, 289-299.

Hirsch, R. D. & Kastner, U. (2004). *Heimbewohner mit psychischen Störungen – Expertise – Forum 38.* Köln: Kuratorium Deutsche Altershilfe.

Hirzel-Wille, M. (2002). *Suizidalität im Alter: individuelles Schicksal und soziales Phänomen.* Bern: Peter Lang.

Hönigsperger, E. (1999). Neuorientierung der Seniorenpolitik. In Bundesministerium für soziale Sicherheit und Generationen. (Hrsg.). (2001), *Bericht zur Lebenssituation älterer Menschen* (S. 52-104). Wien: Bundesministerium für soziale Sicherheit und Generationen.

Hofer, K. (1997). *Pflegebedürftig. Von der Betreuung zu Hause und im Pflegeheim.* Wien: ÖGB Verlag.

Hopf, C. & Weingarten, E. (1993). *Qualitative Sozialforschung.* Stuttgart: Klett-Cotta.

Huber, G. L. (1992). *Qualitative Analyse. Computereinsatz in der Sozialforschung.* München: R. Oldenbourg.

Imhof, E. A. (1989). *Die gewonnenen Jahre.* München: Beck.

Janig, H. (2002). Unabhängiger, sicherer und selbstständiger. Fachhochschulstudiengang Gesundheits- und Pflegemanagement an der Fachhochschule Technikum Kärnten in Feldkirchen. *Pro care*, 7-8, 38-40.

Jenny, M. (1996). *Psychische Veränderungen im Alter. Mythos – Realität – Psychologische Interventionen.* Wien: Facultas.

Jenull-Schiefer, B. & Janig, H. (2003). *Analyse von aktivierenden Angeboten in Alten- und Pflegeheimen.* Unveröffentlichter Forschungsbericht. Alpen-Adria Universität Klagenfurt, Institut für Psychologie.

Jenull-Schiefer, B. & Janig, H. (2004). Aktivierungsangebote in Pflegeheimen. Eine Studie zur Inanspruchnahme und Zufriedenheit. *Zeitschrift für Gerontologie und Geriatrie,* 37 (5), 393-401.

Jenull-Schiefer, B. & Miklautz, M. (2002). *Interviewleitfaden zur HeimbewohnerInnen- und MitarbeiterInnen-Befragung. Strukturiertes Heim-Stammdatenblatt.* Unveröffentlichte interne Arbeitsmaterialien. Alpen-Adria Universität Klagenfurt, Institut für Psychologie.

Juraszovich, B. (1998). *Alte Menschen in Österreich. Lebensverhältnisse, Probleme, Zukunftsperspektiven. Bericht an das Austrian Chapter des Club of Rome.* Wien: Österreichisches Bundesinstitut für Gesundheitswesen.

Kaiser Verlag. (2005). *Anatomie. Wunderwerk Mensch, Knochenbau, Muskulatur, Organe, Nervensystem.* Klagenfurt: Neuer Kaiser Verlag.

Kaschel, R. (2001). Neuropsychologische Diagnostik. In U. Hegerl, M. Zaudig & H.-J. Möller (Hrsg.), *Depression und Demenz im Alter. Abgrenzung, Wechselwirkung, Diagnose, Therapie* (S. 39-58). Wien: Springer.

Katschnig, H., Ladinser, E., Scherer, M., Sonneck, G. & Wancata, J. (2001). *Österreichischer Psychiatriebericht 2001. Teil 1, Daten zur psychiatrischen und psychosozialen Versorgung der österreichischen Bevölkerung.* Wien: Bundesministerium für soziale Sicherheit und Generationen.

Kielhofner, G. (2002). Challenges and Directions for the Future of Occupational Therapy. *Referat am 13th World Congress of Occupational Therapists (23. - 28. Juni 2002) in Stockholm. Schweden.*

Klingenfeld, H. (1999). *Heimübersiedlung und Lebenszufriedenheit älterer Menschen.* Frankfurt am Main: Peter Lang.

Knight, B. G., Robinson, G. S. & Satre, D. D. (2002). Ein lebensspannenpsychologischer Ansatz der Alterspsychotherapie. In A. Maercker (Hrsg.), *Alterspsychotherapie und klinische Gerontopsychologie* (S. 87-110). Berlin: Springer.

Koch-Straube, U. (2002). *Fremde Welt Pflegeheim. Eine ethnologische Studie.* Bern: Hans Huber.

Kötter, H. U., Stübner, S., Hegerl, U. & Hampel, H. (2001). Biologische Untersuchungen in der Differentialdiagnostik kognitiver und depressiver Störungen im Alter. In U. Hegerl, M. Zaudig, & H.-J. Möller (Hrsg.), *Depression und Demenz im Alter. Abgrenzung, Wechselwirkung, Diagnose, Therapie* (S. 59-79). Wien: Springer.

Kolland, F. (1996). *Kulturstile älterer Menschen: Jenseits von Pflicht und Alltag.* Wien: Böhlau.

Kolland, F. (2000). Freizeit, Bildung, Verkehr. In Ältere Menschen – Neue Perspektiven. *Seniorenbericht 2000: Zur Lebenssituation älterer Menschen in Österreich* (S. 324-383). Wien: Bundesministerium für soziale Sicherheit und Generationen.

Kondratowitz von, H.-J. (2000). Alter und Krankheit. Die Dynamik der Diskurse und der Wandel ihrer historischen Aushandlungsformen. In J. Ehmer & P. Gutschner (Hrsg.), *Das Alter im Spiel der Generationen* (S. 109-155). Wien: Böhlau.

Kopatsch, G. (2003). *Selbstständigkeit, Kompetenz- und Kontrollüberzeugungen im Alter. Eine explorative Studie zur Lebenssituation und dem sozialen Umfeld alter und hochbetagter Menschen in Privathaushalten.* Unveröffentlichte Diplomarbeit, Alpen-Adria Universität Klagenfurt.

Kowall, S. & O'Connell, D. C. (2000). Zur Transkription von Gesprächen. In U. Flick, E. von Kardorff & I. Steinke (Hrsg.), *Qualitative Forschung. Ein Handbuch* (S. 437-446). Rheinbeck: Rowohlt.

Krämer, W. (1994). Altern und Gesundheitswesen: Probleme und Lösungen aus der Sicht der Gesundheitsökonomie. In P. B. Baltes, J. Mittelstraß & U. M. Staudinger (Hrsg.), *Alter und Altern: Ein interdisziplinärer Studientext zur Gerontologie* (S. 563-579). Berlin: Walter de Gruyter.

Kuhlmery, J. (1996). Pflegebedürftigkeit – wer entscheidet? Fachvorbehalt der Pflege oder Letztverantwortung des Arztes? In T. Klie (Hrsg.), *Pflegeversicherung und Qualitätssicherung in der Pflege* (S. 97-100). Melsungen: Bibliomed.

Kutzenberger, E. (2002, 14. Mai, Nr. 1621). Wien wächst, Süden und Osten veraltern. *Wirtschaftsblatt.* S. 5.

Kytir, J. & Münz, R. (1992). *Alter und Pflege. Argumente für eine soziale Absicherung des Pflegerisikos.* Berlin: Blackwell Wissenschaft.

Kytir, J. & Münz, R. (2000). Demografische Rahmenbedingungen: die alternde Gesellschaft und das älter werdende Individuum. In *Ältere Menschen – Neue Perspektiven. Seniorenbericht 2000: Zur Lebenssituation älterer Menschen in Österreich* (S. 22-51). Wien: Bundesministerium für soziale Sicherheit und Generationen.

Kytir, J., Schmeiser-Rieder, A., Böhmer, F., Langgassner, J. & Panuschka, C. (2000). Gesund und krank Älterwerden. In *Ältere Menschen – Neue Perspektiven. Seniorenbericht 2000: Zur Lebenssituation älterer Menschen in Österreich* (S. 258-323). Wien: Bundesministerium für soziale Sicherheit und Generationen.

Lamnek, S. (1995). *Qualitative Sozialforschung. Band 1 Methodologie und Band 2 Methoden und Techniken.* Weinheim: Psychologie Verlags Union.

Landesgesetzblatt für Kärnten. (1996). *6. Abschnitt. Sozial- und Gesundheitssprengel § 31. Zweck der Sozial- und Gesundheitssprengel.* 23. April 1996.

Landesgesetzblatt für Wien (1997). 23. Gesetz über das Berufsbild, die Aus- und Fortbildung sowie die Durchführung der Heimhilfe. www.wien.gv.at [25.11.2003]

Langerhans, G. (1989). Konflikt- und Belastungssituationen im Altenheim. Möglichkeiten der Intervention. In A. Niederfranke, U. Lehr, F. Oswald & G. Maier (Hrsg.), Altern in unserer Zeit. *Beiträge der IV. und V. Gerontologischen Woche* (S. 298-307). Heidelberg: Quelle & Meyer.

Lawton, M. P. & Brody, E. (1969). Assessment of older people: Self-maintaining and instrumental activities of daily living. *Gerontologist* 9, 179-186.

Lawton, M. P. & Nahemow, L. (1973). Ecology and the aging process. In C. Eisdorfer & M. P. Lawton (Hrsg.), *The psychology of adult development and aging* (S. 619-674). Washington, DC: American Psychological Association.

Lawton, M. P. (1989). Environmental proactivity in older people. In V. L. Bengtson & K. W. Schaie (Hrsg.), *The course of later life. Research and reflections* (S. 15-23). New York: Springer.

Ledgerd, R. & Roberts, G. (1999). Occupational Therapy with Older People. In G. Corley (Hrsg.). (2001), *Older People and Their Needs. A Multidisciplinary Perspective* (S. 134-148). London: Whurr Publishers.

Lefrancois, R., Leclerc, G., Dube, M., Hamel, S. & Gaulin, P. (2001). Valued Activities of Everyday Life Among the Very Old: A One-Year Trend. *Activities, Adaption & Aging,* 25 (3/4), 19-34.

Lehmkuhl, D., Bosch, G. & Stinhart, I. (1986). Alte Menschen in Heimen. *Zeitschrift für Gerontologie,* 19, 56-64.

Lehr, U. (1972). *Psychologie des Alterns.* Heidelberg: Quelle & Meyer.

Lehr, U. (1987). Kompetenz im Alter. *Universitas*, 9, 879-890.

Lehr, U. (1991). *Psychologie des Alterns.* Heidelberg: Quelle & Meyer.

Lehr, U. (1997). Gesundheit und Lebensqualität im Alter. In R.-M. Schütz, W. Ries & H. P. Tews (Hrsg), *Altern in Gesundheit und Krankheit* (S. 51-64). Melsungen: Bibliomed.

Lehr, U. & Thomae, H. (1987). *Formen seelischen Alterns. Ergebnisse der Bonner gerontologischen Längsschnittstudie.* Stuttgart: Enke.

Lemon, B. W., Bengtson, V. L. & Peterson, J. A. (1972). An exploration of the activity theory of aging: activity types and life satisfaction among immovers to a retirement community. *Journal of Gerontology,* 27, 511-523.

Likar, R., Bernatzky, G., Pipam, W., Janig, H. & Sadjak, A. (Hrsg.). (2005). *Lebensqualität im Alter. Therapie und Prophylaxe von Altersleiden.* Wien: Springer.

Linden, M. (2002). Versorgungsepidemiologie: Umfang und Bedingungen der Inanspruchnahme ärztlicher und pflegerischer Hilfe. In A. Maercker (Hrsg.), *Alterspsychotherapie und klinische Gerontopsychologie* (S. 73-86). Berlin: Springer.

Maddox, G. L. (1964): Disengagement Theory: A Critical Evaluation. *Gerontologist,* 4 (2, pt.1), 80-82, 103.

Maercker, A. (2002). Psychologie des höheren Lebensalters. Grundlagen der Alterspsychotherapie und klinischen Gerontopsychologie. In A. Maercker (Hrsg.), *Alterspsychotherapie und klinische Gerontopsychologie* (S. 1-58). Berlin: Springer.

Magistrat der Landeshauptstadt Klagenfurt. Abteilung Gesundheit (2002). *Gesundheitsbericht der Stadt Klagenfurt 2001.* Klagenfurt.

Mahidi, M. (2000). Die Wohnsituation der älteren Menschen. In *Ältere Menschen – Neue Perspektiven. Seniorenbericht 2000: Zur Lebenssituation älterer Menschen in Österreich* (S. 198-257). Wien: Bundesministerium für soziale Sicherheit und Generationen.

Maier, S. F. & Seligman, M. E. P. (1976). Learned helplessness: Theory and evidence. *Journal of Experimental Psychology. General 103,* 3-46.

Majce, G. (2000). Generationenbeziehungen und Generationenverhältnisse. In *Ältere Menschen – Neue Perspektiven. Seniorenbericht 2000: Zur Lebenssituation älterer Menschen in Österreich* (S. 106-163). Wien: Bundesministerium für soziale Sicherheit und Generationen.

Maletzki, W. & Stegmayer-Petry, A. (1995). *Klinikleitfaden Pflege.* Stuttgart: Jungjohann.

Marin, S. (2000). *Die Finanzierung von Nonprofit-Organisationen am Beispiel ambulanter und stationärer Betreuungseinrichtungen für hilfs- und pflegebedürftige ältere Menschen.* Unveröffentlichte Dissertation, Alpen-Adria Universität Klagenfurt.

Martin, P. (2000). Altern, Aktivität und Langlebigkeit. *Zeitschrift für Gerontologie und Geriatrie,* 33, Suppl. 1, 79-84.

Marx, L. (1991). Umwelt und Wohnen im Alter. In W. D. Oswald & U. Lehr (Hrsg.), *Altern und Bewältigung* (S. 139-148). Bern: Hans Huber.

Mayr, F. J. M. (2001). *Freizeit- und Seniorenanimation.* Frankfurt am Main: Peter Lang.

Mayring, Ph. (1990). Pensionierung. In Ph. Mayring & W. Saup (Hrsg.), *Entwicklungsprozesse im Alter* (S. 37-56). Stuttgart: Kohlhammer.

Mayring, Ph. (2002). *Einführung in die qualitative Sozialforschung. Eine Anleitung zu qualitativem Denken.* Weinheim: Beltz.

Mayring, Ph. (2003). *Qualitative Inhaltsanalyse. Grundlagen und Techniken.* Weinheim: Beltz.

Menec, V. H. (2003). The Relation Between Everyday Activities and Successful Aging: A 6-Year Longitudinal Study. Journal of Gerontology: *Social Sciences,* 58B (2), 74-82.

Mertens, K. (1997). *Psychomotorische Aktivierungsprogramme für Alten- und Pflegeheime.* Dortmund: Modernes Lernen.

Miklautz, M. (2000). *Wirkungen von Selbsthilfegruppen – Eine qualitative Datenanalyse explorativer Interviews.* Unveröffentlichte Diplomarbeit, Alpen-Adria Universität Klagenfurt.

Miklautz, M. (2004). Aktivitäten in Senioren- und Pflegeheimen. http://Psydok.Sulb.uni-saarland.de/volltexte/2005/448/pdf/Miklautz_Jenull.pdf [19.11.2005]

Miklautz, M., Mayring, Ph. & Jenull-Schiefer, B. (2005). Datenerhebung bei hochaltrigen institutionalisierten Menschen. *Zeitschrift für Gerontopsychologie & -psychiatrie,* 18 (2), 81-95.

Mitmansgruber, H., Baumann, U., Feichtinger, L. & Thiele, C. (2003). *Psychologische Intervention zum Übergang ins Seniorenheim. Leitfaden für das Pflegepersonal.* Wien: Bundesministerium für soziale Sicherheit und Generationen.

Möller, H.-J., Hampel, H. & Padberg, F. (2001). Nootropika/Antidementiva. In U. Hegerl, M. Zaudig & H.-J. Möller (Hrsg.), *Depression und Demenz im Alter. Abgrenzung, Wechselwirkung, Diagnose, Therapie* (S. 101-124). Wien: Springer.

Morgan, D. L. (1998). *The Focus Group Guidebook. Fokus Group Kit 1.* Thousands Oaks: Sage Publications.

Munder, S. (1997). Erhaltung der Alltagskompetenz statt Verstärkung von Verwirrtheit und Hilflosigkeit. In L. Blosser-Reisen (Hrsg.), *Altern: Integration sozialer und gesundheitlicher Hilfen* (S. 91-130). Bern: Hans Huber.

Mummendedey, H. D. (1999). *Die Fragebogen-Methode.* Göttingen: Hogrefe.

Neugarten, B. L. (1965). Personality and Patterns of Aging. *Anthropology and Medicine,* 13 (4), 249-256.

Nühlen-Graab, M. (1990). *Philosophische Grundlagen der Gerontologie.* Heidelberg: Quelle & Meyer.

Olbrich, E. (1987). Kompetenz im Alter. *Zeitschrift für Gerontologie,* 20, 319-330.

Olbrich, E. (1990). Zur Förderung der Kompetenz im höheren Lebensalter. In R. Schmitz-Scherzer, A. Kruse & E. Olbrich (Hrsg.), *Altern – ein lebenslanger Prozess der sozialen Interaktion* (S. 7-27). Darmstadt: Steinkopff.

Oppikofer, A., Albrecht, K., Schelling, H. R. & Wettstein, A. (2002). Die Auswirkungen sozialer Unterstützung auf das Wohlbefinden dementer Heimbewohnerinnen und Heimbewohner. *Zeitschrift für Gerontologie und Geriatrie,* 35, 39-48.

Oppitz, M. (2000). Die Lage älterer Menschen aus wirtschafts- und sozialstatistischer Sicht. In *Ältere Menschen – Neue Perspektiven. Seniorenbericht 2000: Zur Lebenssituation älterer Menschen in Österreich* (S. 164-197). Wien: Bundesministerium für soziale Sicherheit und Generationen.

Orem, D. E. & Taylor, S. G. (1997). *Strukturkonzepte der Pflegepraxis.* Berlin: Ullstein Mosby.

Oswald, W.-D. (2000). Demenz. In H.-W. Wahl & C. Tesch-Römer (Hrsg.), *Angewandte Gerontologie in Schlüsselbegriffen* (S. 102-108). Stuttgart: Kohlhammer.

Oswald, W.-D. & Fleischmann, U. M. (1995). *Nürnberger-Alters-Inventar (NAI). Testanweisung, Normwerte, Testmaterial.* Göttingen: Hogrefe.

Oswald, W.-D. & Gunzelmann, T. (2002). Gerontopsychologische Diagnostik. In A. Maercker (Hrsg.), *Alterspsychotherapie und klinische Gerontopsychologie* (S. 111-124). Berlin: Springer.

Overmier, J. B. & Seligman, M. E. P. (1967). Effects of inescapable shock upon subsequent escape and avoidance learning. *Journal of Comparative and Physiological Psychology,* 63, 28-33.

Plattner, A. & Ehrhardt, T. (2002). Psychotherapie bei beginnender Alzheimer-Demenz. In A. Maercker (Hrsg.), *Alterspsychotherapie und klinische Gerontopsychologie* (S. 229-244). Berlin: Springer.

Pientka, L. (1999). Theoretische Aspekte der Funktionsmessung bei älteren Menschen. In T. Nikolaus & L. Pientka (Hrsg.), *Funktionelle Diagnostik. Assessment bei älteren Menschen.* Ringbuch, Kap. 2. (S. 1[1]-1[9]). Wiebelsheim: Quelle & Meyer.

Pro mente (2003). *Lehrgang Psychosoziale/r BegleiterIn.* Arbeitsmaterialien.

Pruchno, R. A. & Rose, M. S. (2002). Time Use by Frail Older People in Different Care Settings. *The Journal of Applied Gerontology,* 21 (1), 5-23.

Renteln-Kruse von, W. (2001). Epidemiologische Aspekte der Morbidität im Alter. *Zeitschrift für Gerontologie und Geriatrie,* 34 (1), I/10-I/15.

Ritchey, L. H., Ritchey, P. N. & Dietz, B. E. (2001). Clarifying the Measurement of Activity. *Activities, Adaptation & Aging,* 26 (1), 1-21.

Salari, S. M. & Rich, M. (2001). Social and Environmental Infantilization of Aged Persons: Observations in two Adult Day Care Centers. *International Journal of Aging and Human Development,* 52 (2), 115-134.

Saß, H., Wittchen, H.-U., Zaudig, M. & Houben, I. (2003). *Diagnostisches und statistisches Manual psychischer Störungen. Textrevision – DSM-IV-TR.* Göttingen: Hogrefe.

Saup, W. (1990). Übersiedlung und Aufenthalt im Alten- und Pflegeheim. In Ph. Mayring & W. Saup (Hrsg.), *Entwicklungsprozesse im Alter* (S. 75-104). Stuttgart: Kohlhammer.

Saup, W. (2000). Alten- und Pflegeheime. In C. Tesch-Römer (Hrsg.), *Angewandte Gerontologie in Schlüsselbegriffen* (S. 242-248). Stuttgart: Kohlhammer.

Saup, W. (2003). *Betreutes Seniorenwohnen im Urteil der Bewohner.* Augsburg: Verlag für Gerontologie.

Saup, W. & Schröppel, H. (1993). *Wenn Altenheimbewohner selbst bestimmen können. Möglichkeiten und Grenzen der Interventionsgerontologie.* Augsburg: Verlag für Gerontologie.

Schäffler, A. & Menche, N. (1999). *Mensch, Körper, Krankheit. Anatomie, Physiologie, Krankheitsbilder.* München: Urban & Fischer.

Schmailzl, K. J. G. (1995). *Harrisons innere Medizin.* Berlin: Blackwell.

Schmidt-Hackenberg, U. (1996). *Wahrnehmen und Motivierung: die 10 Minuten-Aktivierung für die Begleitung Hochbetagter.* Hannover: Vincentz.

Schneider, H. K. (1991). Demenzen und Depressionen. Veränderungen im Alter aus gerontopsychiatrischer Sicht. In W.-D. Oswald & U. Lehr (Hrsg.), *Altern. Veränderung und Bewältigung* (S. 115-123). Bern: Hans Huber.

Schütz, R.-M., Ries, W. & Tews, H. P. (Hrsg.). (1997). *Altern in Gesundheit und Krankheit.* Melsungen: Bibliomed.

Schulz, R. (2001). Die demographische Lage im Jahr 2000; Teil B Weltbevölkerung – Strukturen, Entwicklungen und deren Determinanten. *Zeitschrift für Bevölkerungswissenschaft,* 26 (2), 145-171.

Seligman, M. E. P. (1995). *Erlernte Hilflosigkeit.* Weinheim: Beltz.

Seligman, M. E. P. & Maier, S. F. (1967). Failure to escape traumatic shock. *Journal of Experimental Psychology,* 74, 1-9.

Soeder, U. (2002). Störungsepidemiologie: Prävalenz, Behandlungsbedarf und Versorgung von psychischen Störungen. In A. Maercker (Hrsg.), *Alterspsychotherapie und klinische Gerontopsychologie* (S. 59-72). Berlin: Springer.

Sozialversicherungsanstalt der gewerblichen Wirtschaft (2005). Pflegegeld Info 50/2005. www.sva.or.at [25.11.2003]

Staudinger, U. M. & Dittmann-Kohli, F. (1994). Lebenserfahrung und Lebenssinn. In P. B. Baltes, J. Mittelstraß & U. M. Staudinger (Hrsg.), *Alter und Altern: Ein interdisziplinärer Studientext zur Gerontologie* (S. 408-436). Berlin: Walter de Gruyter.

Stefanits, H. & Kilickaya, M. (2001). Entwicklungsszenarien europäischer Pensionssysteme – Der demographische Aspekt. *Soziale Sicherheit. Fachzeitschrift der Österreichischen Sozialversicherung,* 11, 784-804.

Steinhagen-Thiessen, E., Wrobel, N. & Borchelt, M. (1994). Innere Medizin und Geriatrie. In P. B. Baltes, J. Mittelstraß & U. M. Staudinger (Hrsg.), *Alter und Altern: Ein interdisziplinärer Studientext zur Gerontologie* (S. 124-150). Berlin: De Gruyter.

Steinhagen-Thiessen, E. & Borchelt, M. (1996). Morbidität. Medikation und Funktionalität im Alter. In K. U. Mayer & P. B. Baltes (Hrsg.), *Die Berliner Altersstudie* (S. 277-317). Berlin: Akademie Verlag.

Stosberg, M. (1994). Lebensqualität als Ziel und Problem moderner Medizin. In A. Bellebaum & K. Barheimer (Hrsg.), *Lebensqualität. Ein Konzept für Praxis und Forschung* (S. 101-107). Opladen: Westdeutscher Verlag.

Strauss, A. L. (1994). *Grundlagen qualitativer Sozialforschung. Datenanalyse und Theoriebildung in der empirischen soziologischen Forschung.* München: Wilhelm Fink.

Strauss, A. L. & Corbin, J. (1996). *Grounded Theory. Grundlagen Qualitativer Sozialforschung.* Weinheim: Psychologie Verlags Union.

Tartler, R. (1961). *Das Altern in der modernen Gesellschaft.* Stuttgart: Enke.

Tazi-Preve, I. M., Kytir, J., Lebhart, G. & Münz, R. (1999). *Bevölkerung in Österreich. Demographische Trends, politische Rahmenbedingungen, entwicklungspolitische Aspekte.* Wien: Österreichische Akademie der Wissenschaften, Institut für Demographie.

Tesch, R. (1992). Verfahren der computerunterstützten qualitativen Analyse. In G. Huber (Hrsg.), *Qualitative Analyse: Computereinsatz in der Sozialforschung* (S. 43-68). München: Oldenbourg.

Tesch-Römer, C. & Wahl, H.-W. (2000). Seh- und Höreinbußen. In H.-W. Wahl & C. Tesch-Römer (Hrsg.), *Angewandte Gerontologie in Schlüsselbegriffen* (S. 314-318). Stuttgart: Kohlhammer.

Tews, H. P. (1974). *Soziologie des Alterns.* Heidelberg: Quelle & Meyer.

Thomae, H. (1983). *Alternsstile und Altersschicksale. Ein Beitrag zu Differentiellen Gerontologie.* Bern: Hans Huber.

Thomae, H. (1988). *Das Individuum und seine Welt.* Göttingen: Hogrefe.

Vogt, W. (2005). *Reise in die Welt der Altenpflege. Ein kritisches Tagebuch.* Wien: Edition Steinbauer.

Wahl, H.-W. (2000). Ergebnisse der ökogerontologischen Forschung. In C. Tesch-Römer (Hrsg.), *Angewandte Gerontologie in Schlüsselbegriffen* (S. 203-208). Stuttgart: Kohlhammer.

Wahl, H.-W. & Baltes, M. M. (1990). Die soziale Welt pflegebedürftiger alter Menschen in Privathaushalten: Eine Beobachtungsstudie. *Zeitschrift für Entwicklungspsychologie und Pädagogische Psychologie,* 22, 266-283.

Wahl, H.-W. & Reichert, M. (1994). Übersiedlung und Wohnen im Altenheim als Lebensaufgabe. In A. Kruse & H.-W. Wahl (Hrsg.), *Altern und Wohnen im Heim. Endstation oder Lebensort?* (S. 15-48). Bern: Göttingen.

Weiss-Faßbinder, S. (Hrsg.). (2004). *Gesundheits- und Krankenpflegegesetz – GuKG.* 4. überarbeitete und aktualisierte Auflage. Wien: Manz.

Wernicke, T. F., Reischies, F. M. & Linden, M. (2001). Epidemiologie von Depression und Demenz im Alter. In U. Hegerl, M. Zaudig & H.-J. Möller (Hrsg.), *Depression und Demenz im Alter. Abgrenzung, Wechselwirkung, Diagnose, Therapie* (S. 5-18). Wien: Springer.

Wiener Seniorenbund (2005). Das Pflegegeld. *www.ab5zig.at/information/pension/pens.pflegegeld.htm* [22.09.2005]

Witzel, A. (1982). *Verfahren der qualitativen Sozialforschung. Überblick und Alternativen.* Frankfurt: Campus.

Witzel, A. (1985). Das problemzentrierte Interview. In G. Jüttemann (Hrsg.). *Qualitative Forschung in der Psychologie* (S. 227-256). Weinheim: Beltz.

Woll-Schumacher, I. (1980). *Desozialisation im Alter.* Stuttgart: Enke.

Yesavage, J., Brink, T. & Rose, T. (1983). The Geriatric Depression Rating Scale: comparison with other self-report and psychiatric rating scales. In T. Crook (Hrsg.), *Assessment in Geriatric Psychopharmacology* (S. 153-167). New Canaan, CT: Mark Powley.

Zank, S. & Baltes, M. M. (1998). Förderung von Selbständigkeit und Lebenszufriedenheit alter Menschen in stationären Einrichtungen. In A. Kruse (Hrsg.), *Psychosoziale Gerontologie. Band 2: Intervention* (S. 60-72). Göttingen: Hogrefe.

Zank, S. (2002). Selbstständigkeitsinterventionen. In A. Maercker (Hrsg.), *Alterspsychotherapie und klinische Gerontopsychologie* (S. 319-340). Berlin: Springer.

Zaudig, M. (2001). Diagnose und Differentialdiagnose der Depression und Demenz im Alter. In U. Hegerl, M. Zaudig & H.-J. Möller (Hrsg.), *Depression und Demenz im Alter. Abgrenzung, Wechselwirkung, Diagnose, Therapie* (S. 19-38). Wien: Springer.

Zimmermann, S., Scott, A. C., Park, N. S., Hall, S. A., Wetherby, M. M., Gruber-Baldini, A. L. & Morgan, L. A. (2003). Social Engagement and its Relationship to Service Provision in Residential Care and Assisted Living. *Social Work Research,* 27 (1), 6-18.

FSC
www.fsc.org
MIX
Papier | Fördert gute Waldnutzung
FSC® C083411

Kolibri 360 GmbH
Ferdinand-Jühlke-Straße 7
99095 Erfurt, Deutschland
produktsicherheit@kolibri360.de

Druck:
CPI Druckdienstleistungen GmbH
im Auftrag der
Kolibri 360 GmbH
Ferdinand-Jühlke-Str. 7
99095 Erfurt